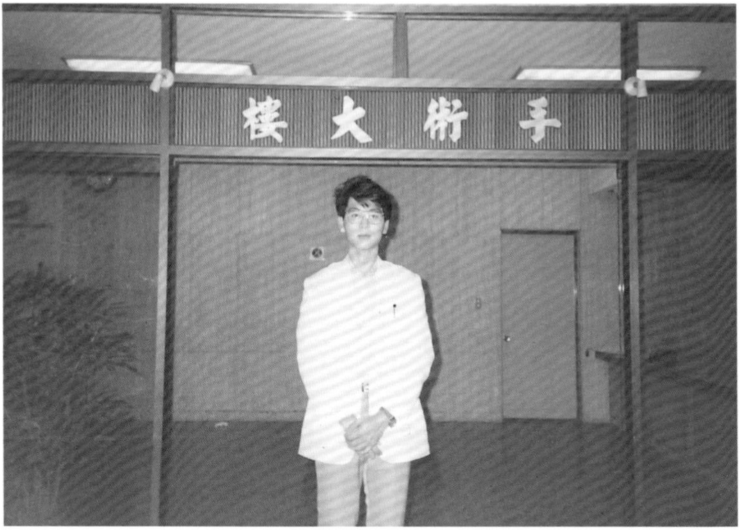

攝於醫院實習期間，身著白袍。

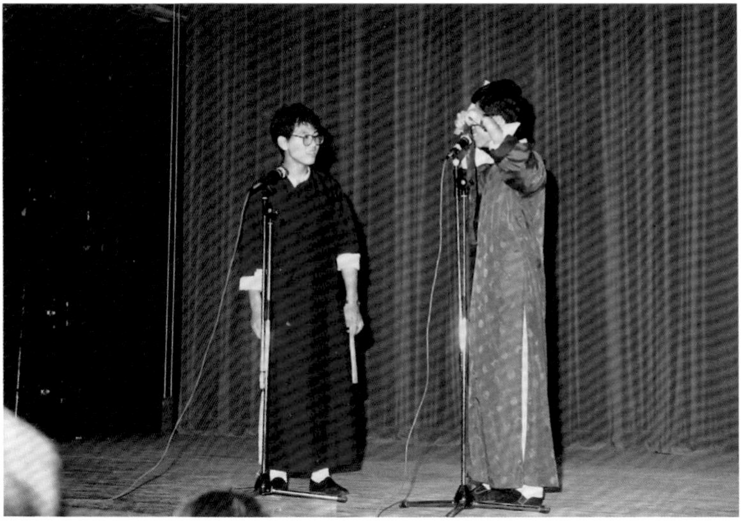

攝於大學時期，舞台上粉墨登場。

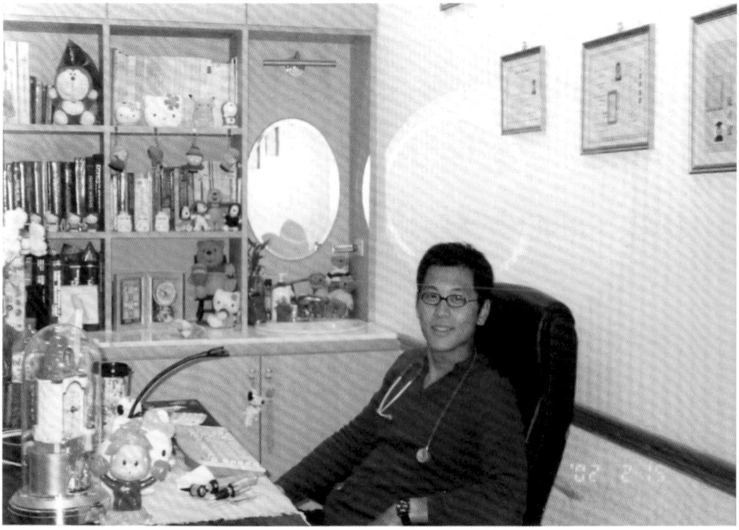

攝於擔任主治醫師時期，地點為夫人的診所。

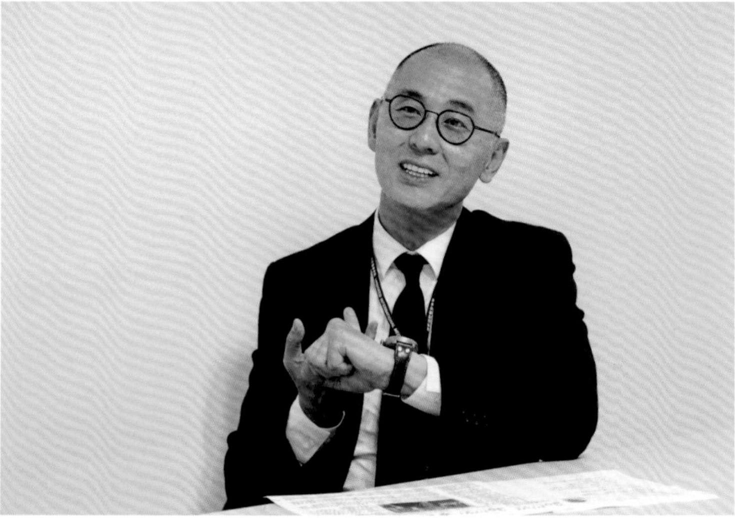

賈蔚醫師近期的訪談照。

急診的生命練習曲

暖醫賈蔚從說話到聽話的白色故事

賈蔚

推薦序一

「每一次看到妳像俠女一樣替醫護發聲，我就彷彿看到年輕時的自己。」這是錄完影之後，同為江湖急診魂——賈蔚醫師最常跟我說的一句話。

從「我不懂你的病，但是我懂你的心」到「我懂你的病，卻看不到你的心」——這似乎是很多醫師都有的旅程：當還是小小實習醫師的時候，因為還不是很會看病，所以花更多努力嘗試去和病人及家屬溝通，了解他們的感受，甚至和病人或家屬一同哭泣；幾年淬鍊下來，蛻變成很會看病或是開刀的醫界江湖高手，卻失去了感受。

賈醫師的每一次真摯、深刻分享，隱約提醒著不只醫師，而是每一個人的初心、聽心、懂心……也帶著大家體驗人性——沒有標準答案、沒有是非對錯、沒有絕對定義……但卻是人之所以為人的獨特與存在意義。

急診醫師／田知學

推薦序二

兼具科學、趣味與人文關懷的健康好書！

認識賈蔚醫師超過卅年，記得從他畢業後第一年住院醫師訓練起，我們就曾一同在台北馬偕紀念醫院服務多年。

我們雖隸屬不同科系，但臨床業務總有交集，臨床會診、跨科系聯合討論會等，當時的賈醫師就表現相當不凡。後來因大家生涯規劃不同，都各自到不同的醫院服務，在自己的專科領域繼續發展。

再見到賈醫師時，是在一融合了衛教與趣味並重的高收視率帶狀電視節目「醫師好辣」錄影棚，記得那是賈醫師第一次參加錄影，而我這個螢光幕上的老鳥，卅多年來已經上過電視超過兩千次，甚至早在二十多年前就主持過電視節目，因此我有如一個旁觀評分者在那邊打量他的表現，而賈醫師則慢條斯理、有條不紊地分享自己在急診領域的工作趣事。

我發現時隔多年，賈醫師早已不是當年的毛頭小子，他口齒清晰，說話不疾不徐，分析事理邏輯層次分明，而且趣味橫生，早已不是當年印象中熱情但有些許衝動的小夥子。無論是分享急診經驗或深入淺出的衛教概念，除了成熟的表達技巧外，還多了份人生歷練帶來的人文關懷。

賈醫師像個心理醫師般，抽絲剝繭，發現許多隱藏在病人背後的故事。後來我也從賈醫師的口中得知，他自己也期許能成為「急診醫師中最像精神科醫師的醫師」，這除了歲月的洗禮外，可能也和他後來的宗教信仰有關吧。

經過多次的同台演出以及許多的私下交流機會，我發現賈醫師和我一樣喜歡傾聽病患內在心裡的聲音，重視疾病背後的社會家庭心理因素，重視對病患的衛生教育，期望透過大眾衛生教育，提升民眾的保健知識。這其實也是過去三十年來我在繁忙的臨床服務教學和研究之餘，仍然經常上廣播電視網路節目、對大眾演講，還出版了將近四十種大眾科普保健書籍的主要原因和動力。由於這些因素和因緣，這幾年下來，賈醫師已經成為和我志同道合的好朋友。他的許多優秀特質，其實也已經成為我學習的榜樣。

知道這是賈醫師的第一本書，他客氣地說是「無心插柳」，我很高興賈醫師邀請我為之寫序。我一來恭喜賈醫師珍貴的「第一胎」，二來向各位推薦此輕鬆小品，讓大家在幽默趣味中學習健康知識，三來鼓勵賈醫師繼續將其行醫生涯的感人故事記錄下來，透過各種形式分享給大家，就如賈醫師說的「透過說故事，讓醫病關係更和諧，讓醫病雙方更互相了解。」

台北秀傳醫院院長、高雄醫學大學醫學系教授／鄭丞傑

自序

出一本書，說說自己成長的故事，分享一些習醫過程中的點點滴滴，這原本不在我的工作規劃裡，但現在，居然即將成真了。

一個偶然的機會裡，接獲知名電視節目——「醫師好辣」製作單位的邀請，希望我可以參加一個介紹急診專科醫師的單元，聊聊急診醫師的工作點滴。我自欣然答應，沒想到無心插柳柳成蔭，也從此開始了我和媒體的連結。

媒體，猶如兩面刃；現今社會，假消息假新聞滿天飛，若搭上知名媒體的傳播渠道，渲染力則更為可怕。但社會上各個角落，無時無刻也同時在發生一些樸實無華，溫馨感人，印證「台灣最美麗的風景是人」的小人物故事。這些溫馨小故事，也同樣可以藉由媒體，一波接一波地傳遞出去，感染人心，提醒著我們身處的社會，其實沒這麼糟。尤其是近幾年來大家熱烈討論的醫病議題，諸如醫病關係對立，醫療糾紛頻傳，甚至常常聽聞的醫療暴力事件。若有機會透過一些親身經歷的故事講述，增進醫病雙方的瞭解，何嘗不是一件值得去努力的事呢？

多年來，心中秉持著傳播善念的基本想法，在「醫師好辣」節目中分享了很多我親身經歷，或發生在我身邊同事的故事。大部分的故事，從病人及家屬身上，都帶給了我很多啟發與省思，讓我在日後行醫的路途上，可以成為一位不負父母及師長期許的醫者。當然有些案例，絕對稱不上溫馨感人，甚至有些案例是讓醫病雙方當下都有些埋怨，彼此心生不滿。這些在我心中留下深刻烙印的往事，在事過境遷，自己也比較成熟的今日，若能轉換個心情，調整一下視角，用歲月帶給我的延遲領悟，分享給電視觀眾及讀者，也期望著可以發揮一點點影響，促進醫病雙方進一步的了解與體諒。

另外有些個案則是在我成熟養成路程中，讓我有一些尷尬，甚至慚愧之處，也藉由說故事的方式，讓自己在自我反省的同時，也能夠和醫界同僚及後進分享，共同學習，避免重蹈覆轍。

在整理這些曾經在電視上分享過的故事之際，適逢人類疫病史上的百年大疫。新冠肺炎肆虐，席捲全球。全國急診醫師投身第一線防疫工作，日夜顛倒，風險未知。我也在臉書粉專——「賈叔叔的會客室」上寫過幾篇短文，一併收錄於此。

非常感謝東販出版社及承影製作公司的夥伴，在我醫療工作繁忙之餘，大力協助及促成本書的出版。也藉此機會，對一路支持我的家人致上最深的感恩之情。

謹將此書獻給母親

Chapter 1
從說話到聽話的熟成之路

Chapter 2
溝通細節中的救命關鍵

Chapter 3
疫情下的真情實錄

Chapter 1

從說話到聽話的熟成之路

01

學會客觀——社會守門員

這些想當年的故事現在講起來多少有些汗顏，因為年輕時經驗不足，所以常有一些認知的錯誤，例如當年總認為自己所得到的醫學專業訓練，就是為了要去救人，要與死神拔河，將病患從鬼門關搶回。

但，急科診醫師角色僅止於此嗎？

其實，急診科醫師被賦予更像是守門員的角色，例如，兒童虐待案件中，這些受虐兒童最常去就醫的場所就是急診室。因為施暴親屬怕被發現施暴行為，通常不太會給一位家庭醫師或小兒科醫師固定長期看診。家庭暴力受害下的婦女，也最常選擇急診室就診，縱使那些暴力行為造成的傷勢不是很嚴重的，受虐婦女也不會找家庭醫師或外科醫師固定看診，原因是不想張揚家醜，她們總是希望快點看完離開，不想花太多時間待在醫院。

正因為如此，才形容急診室醫師像是守門員，揭穿隱藏於社會下或家門之後的非法事件，守護我們的社會，能夠安全和諧運作的狀態。

可是許多年輕的急診室醫師心裡未必認同這種想法，他們或者覺得既然不緊急，病人來急診常只為了拿一份診斷書，以利後續司法訴訟，這種何須掛急診室呢？應該選擇門診，畢竟急診醫療資源，是相當珍貴的。

有回看診，檢傷紀錄人員直接寫「被兒子打，要來開診斷書。」傷者是一名年約六十幾歲的老婦人，看診時意識狀態都非常穩定，我腦中浮出年輕時那種不認同的想法，想說這又是個貪圖便利的，到急診室要醫師開一份診斷書就離開的案例。

當老婦人進到診間，我還是客氣地簡單問一下她現在的狀態，是被兒子打？他為何打妳？打在什麼地方？並詢問老婦人她傷勢是否需要拍照？幫她留下紀錄，作為後續司法用途上她會需要，這些照片可以作為證據，用以輔佐。

老婦人也說自己的傷勢是沒有什麼傷口，痛不痛呢，其實痛的感覺會漸漸平復。於是我們請社工人員，再深入了解老婦人的狀況，看是否有其他需要幫助的地方。

由於那天社工人員比較忙碌，無法馬上前來接手老婦人，而我剛好手邊沒有緊急要處理的病患，所以就跟老婦人聊起來，因為我看老婦人身旁有一名年約二十出頭歲的年輕女子陪伴，年輕女子手中還抱著一歲左右的寶寶。我就問了老婦人：「請問這是您的誰？」老婦人說那是她媳婦，剛從印尼嫁來臺灣不久，懷中的襁褓則是她的孫子。

這時我想，老婦人的兒子若會對她施暴，那麼有很大的可能性，他會將這樣暴力行為擴及到他的太太與兒子，於是我問老婦人：「妳兒子也會打他的太太與孩子？」可老婦人的回答大大出乎我的意料！

老婦人說：「不會，我兒子對他太太與小孩都很疼愛，他只會對我出氣。」

這下我就不理解，所以接著問：「為什麼他只會對他妳出氣？是有什麼原因嗎？你們母子關係是從以前就不好嗎？」

老婦人開始說了一個長長的故事，大意是：老婦人年輕時就與先生離異，身邊兩個孩子她實在無法自己一人撫養，所以她只留下哥哥在身邊，將弟弟送去給一名遠房親戚寄養。當這孩子被送走時，他感覺媽媽遺棄了他，於是當他長大，母子再重聚一起時，他對母親就一直有種憤怒的情緒，甚至是想要報復。因此他常藉酒意去辱罵他的母親，甚至毆打母親。而老婦人心中覺得自己虧欠兒子，所以從未對外張揚兒子的行為，也沒有求助過警察，更別說尋求其他社會單位的幫助。

聽完後，我說這樣不是辦法，如果你們母子關係很難化解，總要有一些人來給予協助。這時老婦人反映兒子可能因為最近工作不穩定，壓力大，因此酒精使用的頻率增加，導致最近打她的頻率變高，同時老婦人還發現兒子似乎有幻聽幻覺的情形。

聽了完整描述後，我就覺得這可能不是我最初所想的單純的家庭暴力事件，老婦人的兒子可能已經從心理疾病，進而演變成精神疾病，因為幻聽幻覺若不是純粹由酒精引起，那麼這表示可能是更嚴重的心理疾病造成的，必須盡速就醫。

我就問老婦人，妳有嘗試讓妳兒子就醫嗎？老婦人說她跟媳婦都試過，但兒子就是抵死不從，不願意看精神科醫師。因為他沒有明確的病史，且傷害的對象僅限於老婦人。老婦人說自己曾因為兒子施暴嚴重，相當害怕地打了一一九，希望緊急救護員將她兒子強制帶去醫院，當時她兒子還真的就被架走。但根據臺灣現行緊急醫療法規，想要協助她們或介入評估，這樣我就要交代社工人員對婦人做更深入一點的訪談。

「原以為只是浪費醫療資源的個案，深談後發現竟是高風險家庭。」

照精神疾病條文法規，當時的情況還不符合啟動強制就醫的要件，畢竟強制就醫同時也有人權方面的顧慮。

這種情況發生數次，緊急救護員接到老婦人的電話，但最終都無法讓她兒子順利就醫。這次兒子又再打了老婦人，緊急救護員在電話中跟老婦人建議，要不然去醫院找醫師，請醫師開立診斷證明書，並同時多載明一些事實，讓他們（緊急救護員）有機會讓她兒子強制就醫。

聊到這裡，我發現這是一個極需關懷的高風險家庭，母子關係本來就不和睦，再加上兒子因為酒精的使用，最近產生了一些明確的精神症狀，這類這種高風險家庭，如果沒有充分專業人員介入協助，恐怕有很大的機率會產生無法挽回的悲劇。

這案例一開始是被急診醫師——（年輕的我）認定她並非是一個極需緊急醫療資源的個案，但經過深入了解才發覺實際上是一整個家庭都陷入困境，若不即時協助，將可能影響很多人，這是一個真正危急的個案。

後續我聯繫社工人員，同時打電話給一一九緊急救護人員，大略交代狀況後，再請專業人員以勸導或甚至比較強制的手段，讓老婦人的兒子去就醫治療，不然這案件任由其發展下去，可能十分危險。

很多故事跟背景在簡短的醫病溝通過程中，是難以發現真正的核心問題，唯有醫師多一份心，靜下心來傾聽病人多講幾句，我們醫者才能發現一件事情更深的層次跟面貌。

02

學會關切——兒少通報問題

現代急診室的醫護人員除了處理醫療問題外，還有太多社會問題是需要醫護團隊協同處理，例如社會相當重視的兒童虐待案件。所以近年每當急診室中遇到兒童虐待的個案，如果醫護人員當下沒有警覺、疏於通報，那麼後續醫護人員將會面臨嚴重的責任追究。為此，現在醫院內部都會邀請專業的法官、檢察官或法律相關的專業人士為醫護人員上課，內容特別針對兒虐、家暴與性侵害等這類案例的防治，讓醫護人員充分了解適當的處置方式，也提升自身的警覺來協助有這方面困難的病患，以協助他們尋求適合的管道自救。

《兒少保護法》是一部很龐大的法，說到法律其實都是不容易理解。法規當中想傳達給民眾的觀念是，兒少保護不是僅只有兒童虐待，如果今天父母親或監護人對兒童養育疏於照護，也算是通報的範圍。舉個例：媽媽準備了食物，讓小朋友獨自在家裡，跟孩子說你餓了，就自己吃，然後媽媽就自己出去跑趴追星。等到媽媽回到家，發現小孩被自己打翻的湯燙傷，這種情境就符合「疏於照護」的定義，此時醫護人員就要進行通報流程。

有一次情形，正巧是院內有醫護同仁剛上完兒少保護的課程，正是記憶猶新、印象深刻的時候，沒多久就遇到疏於照護的兒少保護案例。

那次是一名媽媽帶著一對小兄弟來看病，哥哥小學高年級，弟弟中年級。媽媽外出辦點事，小兄弟兩人在家不知道為了什麼事而發生爭執，兩個人打起來，結果打完受傷，媽媽回家將兩兄弟送來醫院，哥哥頭腫一塊，弟弟手被抓破皮，醫生看完之後，傷口擦一擦、照張X光照，看起來其實也還好，醫師就再給一張衛教單，內容的說明是讓家長回家後，知道後續如何照護的注意事項。

碰巧診間隔壁有個很年輕的菜鳥護理師，剛來上班沒多久，也甫上完法律課，記憶猶新，立即反應過來——這就是「疏於照護」，所以馬上先通報社工，社工一聽完，認同這個判斷，於是立刻報警。

警察一來到急診，馬上尋找是哪位媽媽？媽媽本來已看完診，正要去批價，準備離院時，突然被警察攔下來，自己好像是被當成嫌疑犯、現行犯的方式在拷問，這名媽媽當下覺得莫名其妙地說：「誰家小孩不打架！」還罵說是誰通報？認為院方大驚小怪、小題大作。

醫師一問之下才知道是隔壁的菜鳥護理師通報社工，社工依據護理師敘述，為求謹慎也迅速地通報警察。只是當警察到場了解情形後，發覺這並非兒虐的狀況，沒有家暴的情形，在斟酌是否要受理這案件時，一直問醫師「請問你這案件真的需要我們警方介入處理嗎？」

醫師知道護理師與社工都是盡其職責，或許是有點過度反應，但也正顯示出我們醫護同仁對工作的盡責與重視，只是涉及家務事的法律事件，外人很難在當下立即判斷，拿捏好界線與分寸。

這案子中護理人員對於病患狀況相當警覺，並且勇於負責的進行通報流程，所以結果雖然看似烏龍，但我認為還是要予以肯定。

「多用點心、多聆聽。就能多點機會發現背後核心的問題。」

03

學會慢慢來——事緩則圓

老祖宗很早就傳承許多智慧給我們，但往往都是事過境遷後，方能體會老祖宗教誨。相信大家都聽過「事緩則圓」這句成語，但有親身體會過嗎？聽聽這則故事吧！我相信聽完這故事後，你會對「事緩則圓」這道理有不同的領悟。

我年輕的時候，認為急診醫師最講究的就是效率，做事就必須能快刀斬亂麻，要不然怎能在危急時刻立即做出正確處置。

有次看診，檢傷護理人員將紀錄從電腦傳過來的時候，我就看到他們是寫著「病患睡不著希望醫師幫她開安眠藥。」

這種狀況掛急診的也不是沒有，真要論緊急與否，確實不緊急，可是對一名曾經有過失眠，甚至被嚴重失眠困擾的病患來講，來急診室要求開幾顆安眠藥，只要不過量，急診科醫師通常會協助病患拿到一些藥，至少讓病患可以安好睡過一晚。

這病患是一名年紀很輕的女子，年約二十出頭歲，走進診間時眼神渙散，步履搖晃，整個人就像失了魂，無法好好走到我們醫療人員面前，更不用說清楚地敘述自身的病情。這名女子身後跟著一對年紀較大的老夫妻，看起來年紀應該都超過六十歲，神情顯得非常疲憊。當病患坐下，說出的話非常沒有結構性，語無倫次，當後面兩位老夫妻走到年輕女子身後站定，隨即開口說：「拜託醫師開幾顆安眠藥給她！」

這時我必須先了解老夫妻身分，我問：「請問您二位是這名小姐的什麼人？」

老太太回答到：「我們是她的父母。」老先生與老太太接著說：「我女兒有憂鬱症，看醫師看了非常長的一段時間，過去曾有自殺的意念，甚至也有自殺的行為，比如是用藥過量，讓旁人覺得她是自殺。」

我問：「她目前有無規律的看診或服用藥物？」

老夫婦回：「她之前有在一家精神專科醫院看診，但後來為了藥物取得方便，就在住家附近的一間診所拿藥。」

我接著問：「那都是拿什麼藥？有安眠藥效果嗎？」

老婦人回：「我也不是很清楚，應該就是憂鬱症相關的藥，那也應該是有安眠效果。」

接著我切入主題問道：「那她今天什麼狀況？是藥物吃完了？吃藥沒有用？還是很長一段時間沒吃藥控制？」

老先生說：「因為她最近睡不著，所以把兩個禮拜的藥都吃光，但還是睡不著，就在家裡一直吵一直鬧，說還要安眠藥。雖然有回到原診所求助，但醫師認為她應該還有餘藥，所以依法醫師也不能開立過多的安眠藥物給她。」

看這狀況，老夫婦應該在家被女兒鬧到受不了，可能是整晚沒睡，甚或根本是經過很長一段時間的陪伴，已是許久都沒能好好睡覺休息，兩夫婦顯得相當疲憊。所以我現在要處理的病患，是已知有精神疾病，可能是憂鬱症也可能是重鬱症伴隨失眠且沒有按照醫囑吃藥，甚至是短時間服用過量藥物的狀況。因此病患現在的要求，當然不是我能夠答應的，依照流程，我必須照會精神科醫師，甚至應該將她轉介到精神科專科醫院，讓更專業的精神科醫師來進行評估。

於是我跟病患的父母親，這對憔悴的老夫婦說：「第一，我沒辦法繼續開藥給她；第二，她服藥時間到現在也過了滿長的一段時間，所以身體應該是都將藥物吸收了，即使插鼻管洗胃也對她沒有幫助，我現在唯一能做的就是將她轉介到有精神科醫師的專科醫院。」她父母親聽了立馬就說：「好啊，醫師如果您能將她轉介到精神科，那是再好不過的。」

這時我看了病患，她意識還算清楚，只是神智有一點渙散，步履搖晃。這種狀況下會擔心她因為行走不穩而跌倒，屆時可能發生頭部外傷或其他傷害，所以必須請護理人員將病患按壓在病床上做肢體的約束。所謂肢體的約束，就是用固定帶將病患綁在床上，只給小範圍的活動空間，給病患做活動的約束限制。

當病患被綁在床上時，她的反抗與情緒就更大，她不僅辱罵、叫囂，甚至用很直接的憤怒字眼說：「你簡直就是個爛醫師！」當下聽到這些我情緒也上來，立即決定她應該在最短時間內被送去由精神科專科醫師處理。於是我請護理人員聯絡轉院的同仁，加速轉院的程序，後面經過一番折騰後，病患終於被救護員轉到精神病院。

她走的時候，我看到她的父母親也好像是心中一塊大石頭被放下來，因為她父母實在沒辦法讓病患定期去到精神病院追蹤檢查，因而那當下我認為自己的處理非常果決、非常明確，甚至還幫她的父母解決了問題，可是沒想到，自此我的夢魘來了！

病患在精神病院住了一段時間後，也就出院了，但我們知道部分精神疾病的發作是有非常明顯的季節變化，就是說在某一些情況，病患的病會因季節天候影響而容易再度復發。這病患也有這狀況，而且每每在發作時，就會想起她曾經在我這裡被綁著送到另一家精神病院，所以她都會來醫院找當時幫她看診的醫師，也就是我。

有時我在看診，這名病患會跑到急診室，直接衝進診間要找我算帳。這時候我們護理同仁與醫院警衛就會幫忙做一些處理，例如勸導她離開，甚至這名病患有時動作太大，警衛就會協助架開病患，有時候架不開，醫院同仁會讓我先暫時去迴避一下，因為跟她說道理是說不通的。

後來事情越演越烈，我也有些恐懼了，因為她再來時還會攜帶稍有攻擊性的物品。因為我這次的處置方式，導致醫院同仁大家每天在急診室都擔心著那位病患會突然出現、衝進來做出不理智的行為。雖然這名病患針對性很強，每次出現都只是針對我，但是醫院的警衛、檢傷護理人員、其他護理同仁們心緒上不可能全然不受干擾，常常被這名病患不預期出現弄得緊張兮兮。

有人問：「你們不會報警嗎？」我們當然也嘗試過報警，但警察說她是病人，如果是病人你們就該醫治她，再者，由於她是病人，所以也不能強制法辦她。

這情況持續幾年之後，除了躲，我還能做什麼呢？

我也曾經想和她面對面，坐下來好好談，但諮詢過專業精神科醫師，精神科醫師並不建議這樣做，主要是認為病患在發病的時候，如果想採用溝通的方式處理，病患在那當下並不是處在一個適合溝通的情況。

於是我想過，那是否在她情緒穩定時，主動邀她來，向她致意，跟她再一次說明，並希望她能夠了解當時的狀況。這是否就是個比較好的處理方式？我不知道，但我至今也沒有勇氣，在她比較平靜的時候，主動打電話給她，跟她致意。

總之這件事讓我體悟到，自認為的果決並不一定能將事件導向最好的一個結局，「事緩則圓」，當時的我是否有其他更好的、更有技巧的方式讓事情得以緩一下，而不必這麼急著將病患轉介到精神專科病院？

如果今天再讓我碰到同樣的案例，我相信我會用不同的方式來處理；年輕的時候，我們都有一些犯錯或是處理得不夠好的經驗，但是這些經驗會教導我們未來若再次遇到同樣狀況，如何可以應對得更好。

04

學會確認——生有涯而知無涯

每一科的專科醫師都有他獨特的核心能力。

什麼叫做核心能力呢？說白了，就是隱藏在各專科的某項特殊技能，這技能比起其他專科醫師來得更專業更熟練。

手術開刀是外科醫師的特殊技能；引產接生則是婦產科醫師的特殊技能；那急診科醫師的特殊技能是什麼呢？除了習以為常的CPR，插管壓胸急救之外，還有什麼能力必須要比其他科系的醫師更要快速反應？更為敏銳呢？

答案是鑑別診斷！

說得玄乎一點，急診醫師必須要練就一種「見山不只是山，見林不只是林；見樹又見林，林外還有山。」的第六感。

舉個例子說吧：一位老先生被救護車送到了急診室，老先生一如往常，早上騎著腳踏車去市場買菜，在市場不小心摔倒，右手撐地，手腕變形，疼痛不已。老先生的「診斷」任誰都看得出來，老先生的手腕骨折了。老先生的血壓略高，但意識清楚，除了手部疼痛並無訴說其他不適。

負責診治老先生的是位年輕的外科住院醫師，他專業地給老先生安排了X光檢查，也用三角巾將老先生變形的手腕固定起來，同時給予了止痛針注射，減緩老先生的急性疼痛。

隨後，X光片檢查結果出來了，確定了診斷，聯繫資深的總住院醫師，告知主刀的主治醫師；接著聯絡家屬簽立手術同意書，辦理住院……一連串的流程，非常熟悉且順利的進行著。

心電圖檢查是手術前麻醉評估的一項必要檢查，當心電圖順利地執行完畢，外科住院醫師拿著老先生的心電圖，看了又看，心中有股說不上來的擔憂。

原來是年輕的外科住院醫師確定老先生有心律不整，這代表著心臟傳導出了問題，但他無法確認老先生心律不整的分類，他正要尋求急診主治醫師的意見。

急診主治醫師接手看過老先生的心電圖之後，立刻建議外科醫師暫停手術，隨即聯繫了心臟內科醫師，安排了加護病房床位，並緊急通知了心導管室準備，這一連串的舉動，讓年輕的外科醫生有些不知所措。

老先生心電圖呈現的是一種風險極高的心律不整，我們稱之為「第三度心臟傳導阻滯」，通常這種心律不整臨床癥狀極為不穩定且危險，心電圖診斷也不困難，但是老先生的表現實屬罕見，他到達急診室後完全沒有嚴重心臟傳導阻滯的症狀，心電圖的變化也隱晦不易發覺，極容易錯失診斷。

此時急診主治醫師再一次詳細追問老先生跌倒前的癥狀，赫然發現老先生對跌倒前的幾秒鐘無法清楚交代，這意味著老先生極有可能因為嚴重的心臟傳導問題，讓老先生在跌倒前即先失去了意識，瞬間的昏厥導致腳踏車跌倒。但老先生又很幸運，骨折的疼痛刺激了腎上腺素的釋放，讓老先生在幾秒鐘之後就恢復了意識，而且能夠支撐他的血壓及其生命徵象至今。

老先生在醫院的旅程，臨時由開刀房變換成心導管室。心臟科醫師緊急幫老先生置入了暫時性心臟節律，並安排住進加護病房做進一步的心臟檢查。比起手腕的骨折，這些都可能會瞬間要了老先生的生命。

回過頭來看看先前所提到「見山不只是山，見林不只是林；見樹又見林，林外還有山。」的第六感，就是急診專科醫師訓練過程中，必須養成的核心能力。說得具體一點，就是急診專科醫師身處第一線，必須要有比其他科醫師更為敏銳的鑑別診斷能力。

「生有涯而知無涯」

急診專科領域寬廣深沉如大海，永遠有我們學不完的新知，讓我們謙卑地持續探索。

05

學會同理溝通——醫師，我肚子裡有蛇

醫學系學生最後一年，我們稱作「實習醫師」。當實習醫師進入尾聲的時候，我們就會面臨到人生另一個非常重要的時刻——選科。

選上了科系（或可稱被選上）你將進入住院醫師的專科訓練階段。這也意味著，你的終身行醫生涯可能就會在此刻決定。大部分的人將會在選擇的科系領域終身學習，服務病人。

還記得我在當初選科的時候，精神科在第一時間就被我毫不考慮地排除在外。當時的我認為實在沒有那個本事與精神科的病人對話、溝通，而且我認為那根本稱不上對話。

當我進入急診醫學的領域，努力地學習和

病人溝通的技巧時，我發現了許多急診夥伴也和我一樣，對精神科病人的溝通是比較不耐的、陌生的，甚至是抗拒的。但世間的事情有時就是這麼奇妙，不知從什麼時候起，我竟對特殊困難溝通族群，深深地著迷了起來，也漸漸領悟了很多要點。

曾經在一個夜晚，一位身材碩壯的初診男性病人，到醫院掛急診尋求醫療協助，他的問題非常奇特，他告訴檢傷護理同仁說「有一隻蛇，跑到我的肚子裡去了！」

病人顯得十分慌張，一直催促著護理同仁幫他找醫師，想請醫師幫忙盡快將把蛇趕出他的身體，護理同仁起初還半信半疑，認為是自己沒聽清楚病人的問題。

但經過再三確認，病人清清楚楚地一再重複「請你幫我找醫師，有隻蛇跑到我的肚子裡去了。」

因為是本院初診病人，我們並不清楚他過往的病史及就醫、用藥等等紀錄。而且經過病史的詢問，病人也未正面回答我們的問題，他只是愈顯焦慮地要求醫師盡快將他身體內的蛇趕出體外。我雖然強烈懷疑該病人為精神疾病患者，表現了妄想的癥狀，但世間事無奇不有，還是小心應對吧。

「先生請您先不要慌張，您先坐下來，慢慢告訴我，蛇是怎麼樣跑到你的身體內的？你現在感覺得出來，牠跑到哪裡去了嗎？」我一本正經地，如同一般程序的問診著，旁邊的同仁們則一臉狐疑，心想說我到底在演哪一齣啊？

「醫師你看你看！你看蛇爬過我身體之後留下的痕跡。牠的動作好快，我一眨眼的功夫，牠就鑽到我的身體內了……」病人捲起了他的衣袖，用另一隻手的食指和中指，環繞著另一隻捲起了衣袖的前臂。碩壯的他，手臂靜脈鼓脹結實，他說的「蛇爬過留下的痕跡」其實就是鼓脹的靜脈。

我漸漸有些把握，病人應該是妄想症，但臨床上仍然有很多其他的疾病，如肝腦病變、急性毒藥物中毒等等，會以妄想症為其中之一的症狀表現，我還需進一步的來釐清。

「先生請你慢慢躺下，讓我來摸摸看，蛇現在跑到哪裡去了？」我仍然一本正經的和病人對著話，而且，我的觸診表現得毫不馬虎。

「先生，您剛剛是不是說，蛇的動作很快，一下子就鑽到你的身體裡去了？可我現在沒有摸到蛇，有沒有可能牠也一下子就跑出去了呢？」我其實想多藉由幾個問答來進一步了解他的大腦高階功能，到底是整體的混亂？還是單純的只有一個妄想——就是蛇跑進身體裡了？

「醫師，你確定牠不在我身體裡了嗎？你確定沒有摸到牠嗎？可是我怎麼還感覺到牠的存在呢？就……就這裡，醫師你來摸摸看，就在這裡……」我雙手移動到病人所指定的位置，再三仔細地摸了幾秒鐘，那是一根肋骨，但我知道他仍然不放心。

「先生你跟我來，我們換到裡面那個房間的床上，我用超音波幫你看一下，它可比用手摸準確多了！」在來來回回的幾句對話中，我確認了病人並沒有喝酒，也不像服用其他的非法藥物造成的腦病變，神經學上也沒有肢體功能障礙，他除了擔心蛇在他身體內之外，其他的對答都和一般人沒有什麼兩樣。

「來，先生您看一下，現在超音波我也沒有發現蛇的蹤影，我認為牠真的跑出去了。先生你現在肚子會痛嗎？若沒有什麼其他不舒服，我想你應該可以回家早點兒休息了。喔！對了，記得回去把門窗關好，小心不要讓蛇再爬到你的房間裡。」

病人的肚子是柔軟的，超音波也沒有什麼特別的異常發現，我之所以說了這麼多，其實就算知道是他的妄想，我也想嘗試解除他的擔憂。

「醫師，不是我不相信你，是我真的感覺牠還躲在我的身體裡面。」很顯然，到目前為止，我還沒有解除他的恐懼。

「先生，從一開始的觸診，到第二階段的超音波檢查，我都沒有發現蛇還躲在你的身體裡面。不過有時前兩項檢查的確有盲點。這樣吧，我們用最後一招，來照張X光片，若蛇真的還躲在你的身體裡面，那牠這回兒就真的無所遁形了。」其實，我在幫他打預防針，若這招真的還不能解決他的焦慮，我也無計可施了。大半夜的，我要去哪裡找精神專科醫師來協助我呢？

「來來來！先生你來看一下這張X光片，拍得多清楚啊！這是你的肋骨，這是你的腸氣，你的脊椎……肚子內的東西全部無所遁形。你看，如果有蛇，牠將是一條彎彎曲曲的S狀影像。放心吧！蛇真的跑出去了。」看著他認真的看著X光片，這一回，他似乎相信我了。

「那醫師我可以出院了嗎？」這聽起來可真是個好消息啊。

「你現在肚子會不會不舒服呢？有沒有其他症狀我還可以幫你的呢？」在他離院前，我再做一次確認。

「醫師謝謝你！我現在沒有其他不舒服了！」他邊向我致謝，雙手還不忘記在肚子上來回摸著，似乎想再確認蛇真的不在裡面了。

「早點回去休息吧！記得回去把門窗關好。」我不厭其煩地仔細叮嚀著。

「醫師再見！護理師再見！」他開心地道謝，感覺終於放下心中大石。

當病人離開醫院之後，我立即請護理師依病人掛號時留下的電話資料，打電話到他家裡，看能否從他家屬那邊得到進一步的訊息。

電話那頭是一位老先生接的，我們核對了病人的基本資料，確認了他和病人的關係。老先生是病人的父親，他告訴我們病人有思覺失調症已經很長一段的時間了，當病情控制不佳時，最常見的表現症狀就是夜間跑去掛急診，告訴醫師有蛇跑到他肚子裡去了。他常去的醫院因為就診太過於頻繁，已經不讓他掛號了，所以他今天才會跑來我們這裡。

是一種緣份吧！他的出現，讓我對困難溝通病人有了新一番的領悟。

06

學會說話的藝術——這是在捆豬嗎？

在我還是醫學系學生的年代，無論是醫療環境還是醫病關係，都是一個十足的父權主義的年代。因為醫療專業訊息的極度不對稱，病人對醫師的治療建議及判斷，幾乎言聽必從，不太有雙向溝通的空間。而醫師的訓練也被要求依著極度的專業知識和嚴格的自律，做出對病人最有利的決定。

有些醫學院的教授們，會爭先較量的是誰的醫術比較高明？誰在病人及學生心目中比較權威？至於和病人溝通的藝術，在那個年代，似乎就顯得沒那麼重要了！

記得初到外科病房見習的時候，看到資

深住院醫師學長們正在耳提面命地和新進住院醫師們交代著，交代著某某教授的術後病人，傷口一定得包紮的整齊美觀，否則教授查房時不僅會怪罪，甚至心情不好的時候還會罵人。

言談中提及的教授是國內知名的外科醫師，慕名而來求診的病人眾多，學生對教授的指導則是又愛又怕。教授本身刀術精湛，對學生要求嚴格，但其火爆脾氣，和責罵起學生的不留情面，在學生心中和他的醫術同樣齊名。

教授查房時陣仗驚人，頗為威風，教授走在最前面，後面隊伍成雁行展開。教授身後的兩位是最資深的總醫師，再來是較資淺的住院醫師，後面就是一群實習和見習的學生了。

大夥兒即將走到了病房，教授要探視的是一位昨天剛進行完全乳房切除的乳癌婦人。這時資淺住院醫師加快了腳步，先行到了病床前，他要在教授抵達前，先打開包紮的紗布，露出術後傷口供教授檢視。

教授率領著一大夥人已經到達了床邊，資淺住院醫師還沒有將病人包紮的厚厚紗布整理好。住院醫師越是著急，越是手忙腳亂，教授則是等得越久，對傷口包紮的檢視越是看得仔細。

「這個傷口是你包紮的嗎？」教授緩緩地轉過頭，問向身邊的總住院醫師。

「不……不……不是，是我帶學弟一起包紮的……」總住院醫師顯得十分緊張不安，因為他知道，教授在怪罪傷口包紮得不符要求。

「這是誰教你們的！你們的師兄就是這樣教你們的嗎？」看來教授要怪罪的不只是一個人。在外科領域裡，師徒師兄弟代代傳藝的那個年代，教授要怪罪的，似乎是擔心優良的傳統不見了。

「這哪裡是包紮！簡直是捆豬……」教授顯然是越講越氣，最後的兩個字「捆豬」他不由自主地提高了音量。

空氣瞬間凝結起來，整理傷口的住院醫師額頭冒出了汗珠，總住院醫師低頭認錯，一直說會努力改進，跟在後頭的一大堆學生，有人竊竊私語、有人按捺不住噗嗤地發出了笑聲……

似乎沒人注意到病人當時的反應或表情……

事隔多年，如今我也成為了傳授專業知識及經驗的角色，面對學生或住院醫師，我偶爾會想起這段往事。

當然環境不同了，時代不同了，觀念更不同了。「嚴師出高徒」的觀念不再牢不可破，現今的老師會特別強調尊重學生的學習感受，也重視學生的回饋意見。但是我每次想起「捆豬」這兩個字，就不禁回憶起這段往事。

我不知道當時的病人做何感想？有沒有不高興？

換做今天，這件事極可能會引起病人的投訴，甚至當下和醫師起了爭執，指責醫師極度不尊重病人，藉由教學卻把病人隱喻成了豬……

近幾年的醫學教育，早已將醫病溝通甚至團隊溝通的藝術，列為學生的核心訓練內容。臨床上，我們也的確看到很多醫病爭執不是來自於醫療處置上的錯誤，而純粹是溝通不良引起雙方負面感受。

在醫療資訊越來越趨向平衡的今日，希望再藉由溝通的藝術，進一步加強醫病關係，就醫環境而達到雙方都滿意得醫療結果。

註：早期乳癌的手術不僅常常需要做全乳房切除，甚至乳房下的胸大肌、淋巴結等也一併要摘除。以致於，術後傷口包紮需要從接受乳房切除的那一側繞到身體的對側做層層綑綁，傷口大包紮換藥都極為費力耗時。

07

學會客觀——看得見病情卻看不見病人

一位專科醫師的養成，從學校教育起算，到住院醫師的專科訓練，依科系的不同，通常需要十一至十四年的時間。但要培養一位成熟的專科醫師，恐怕就不只是十年至二十年的光景了。

住院醫師在受訓階段，因自知經驗尚且不足，通常會虛心向學。但若受訓完成，初取得專科醫師的階段，難免有些人會認為已經完成了所有的訓練，接下來只是憑藉所學救治病人。殊不知醫學領域浩瀚無窮，科學家們對病生理，疾病所知不多。這個階段，很多人會經歷一段為期不等的自我膨脹期，直至發現自我不足，甚至經歷過一些慘痛經歷，再回首檢視，重新沉澱，找回自我。

我，也不例外，也曾自我膨脹，也有些羞於啟齒的難忘經驗。

事情發生在我初升任主治醫師的前幾年。

午夜時分，華燈初上，我工作的醫院附近可正熱鬧著呢！

急診室進來了兩位女子，她們衣著清涼，腳步踉蹌，其中一位還努力得攙扶著另一位正在嘔吐的女子，看來這嘔吐的女子是要來就醫了。

嘔吐女子經過檢傷護理師的檢傷後，安排了張推床讓她躺了下來，另一位女子則搖搖晃晃地拿起了折好放在床上的被子，幫嘔吐女子遮住那暴露在短裙外的雙腿。

我慢慢地朝病床走去，還沒走到，就聞到了一股香水味，那不是我喜歡的味道，甚至有點兒討厭，香水味兒很濃，我知道那不是什麼高檔貨，那是廉價品香水。

我走到了病床邊，看清楚了兩位女子的裝扮，她們都已經過了荳蔻年華的少女階段，濃妝也未遮住她們的真實年紀。兩人髮型衣著品味看來相近，頭髮都靠著髮膠豎得高高地。

我突然想到，這兩人穿在身上的衣服，可能是公司為她們準備的上班制服吧！因為它根本就不是一個可以自然地穿在街上活動的服裝。

「醫師，她今天上班喝多了酒，一直嘔吐，可以麻煩你幫她打個點滴和止吐針嗎？」這女子說話倒是客氣，邊簡單的和我述說她好姊妹的嘔吐原因，邊忙著幫她好姊妹蓋好被子，是怕好姐妹著涼？還是怕穿著引人注目？

我簡單快速地問了診，也順便完成了肚子的觸診檢查。初步看來可能是酒精過量引起的急性胃炎併嘔吐症狀，但心中很快浮現出另一個鑑別診斷——酒精性胰臟炎。

我並未詳細追問病人的職業為何？是否長期飲酒？以往是否曾有過胰臟炎的病史？……我武斷地認為，病人可能並不會想回答我這些問題，而我，只要抽些血液做一些檢查，就能夠知道病人的癥狀是否和胰臟炎有關。

大小夜交接班時分的急診室，還正忙著，我心裡在想：何必喝那麼多酒？趁這個時候來湊什麼熱鬧，沒這個本事，就不應該做這份工作吧……

約兩個多小時過去了，大夜班的急診室也漸漸趨於平靜，我突然想起剛剛嘔吐的女子的血液報告應該也出來了。

報告結果並未顯示出我所擔心的胰臟發炎，病人的嘔吐應該是單純的酒精引起的急性胃炎吧？我再次走向該女子病床，我得看看她是否已經好轉？如果嘔吐改善，情況也穩定，我就讓她儘早出院返家休息吧。

我永遠忘不了再次走到病床前所看到的那一幕！

那一幕，也掀開了我那自大自滿的虛榮外表裡，極為不成熟的內在。

陪同嘔吐的那位女病人前來的姐妹，不知什麼時候已經離開了醫院，眼前待在床邊的，是一位約莫十來歲的女孩，她看來有點疲累，趴在床上睡著了。

躺在床上的那位女病人，經過點滴的注射及止吐藥物的給予，看起來緩和多了，可奇怪的是，病人怎麼看來有點陌生？

原先高高豎起的髮型恢復成了普通人的一般模樣，不知頭髮上的髮膠何時遁了去。到醫院時穿在身上的工作服裝，也不知什麼時候換成了一套極為簡樸的居家服裝。當我走近病床邊，病人立即醒了過來，同時她也立即搖了搖趴在床邊的小女孩，示意她醫師來了，先不要睡了。

「謝謝你醫師，我現在好多了，我可以出院了嗎？」我還沒開口，病人就先提出了出院的請求。

「你沒有繼續嘔吐了，肚子會痛嗎？」其實我問得有點兒心不在焉，因為我心中一直在想著是這位病人嗎？我沒看錯病人嗎？

「醫師我好多了，我想早點兒出院，我女兒明天還要上學……」這時十來歲的小女孩被他母親搖醒了，正在搓揉著眼睛呢。

「讓我再檢查一下妳的腹部吧，若按壓真的都不痛了，應該是可以出院了……」我難以形容我當時的情緒。完成了基本檢查，我說：「我立即和護理師交代一下，請她幫妳將點滴拔掉，妳應該可以出院了。」

我並沒有告訴她不應該喝這麼多酒！

我不知道是忘了提醒？還是不敢提醒？

她難道不知道她的癥狀是酒精引起的嗎？

她難道不會想要不再喝酒？甚至換份工作嗎？

「睏不睏？今天功課寫到幾點……」女子撫摸著小女孩的頭髮，溫柔的眼神和一般的母親不太一樣，至於哪裡不一樣？我說不上來。

眼前再次晃過前幾個小時看到的一幕幕：兩名搖搖晃晃，滿身酒味，互相攙扶走進急診室的女子，廉價香水味在清涼的衣服中散出，不知什麼時候出現的小女孩，不知誰幫病人洗掉了髮膠，幫病人換上了母親的角色……

我看著母女兩人的背影，繳完費，慢慢離開了急診室。

我突然想衝向前去，為剛剛在我內心中沒有說出口的想法，說聲「對不起！我還不是位成熟的專科醫師。」

同時我也很想說聲「謝謝妳！妳們母女，幫我上了一堂醫學院裡沒教過我的課。」

08

學會相信——醫師，我的頭裡還有東西

醫病對話，是大部分醫病關係建立的起手式。透過對話，病人的癥狀可以讓醫師知道。而醫師則透過對話，了解病人的病史及評估治療的反應。雙方感受良好的對話，就是大家追求的醫病溝通方式，也是醫病關係建立的基礎。

不過有些情況醫病溝通的基礎是比較不穩定的，例如失智老人或表達能力未成熟的兒童，或因疾病所導致的意識混亂，如精神疾病病人或急診室更常見的酒醉病人。

遇到這類型的病人，我們常常直覺的懷疑他們所提供的訊息，甚至有時候就忽略了。

記得有一次我在急診室當值，救護車送來一位酒醉受傷的老先生。緊急救護員向我做了簡單的交班：病人酒後騎腳踏車回家，途中跌倒摔進草叢裡，緊急救護員已初步做了傷口清洗包紮。

我接著對老先生做了評估，老先生的意識並不清楚，一直重複著幾句簡單的話語，眼眉處則有一道很深的撕裂傷。我先安排了電腦斷層檢查，以排除頭部受傷後顱內出血的可能性。

電腦斷層檢查報告出來了，老先生算是幸運，並沒有發現顱內出血，意識混亂看來只是酒精的作用，於是我戴上了無菌手套，準備幫老先生縫合那道深深的撕裂傷口了。

我注射了麻醉藥物，再次徹底的消毒了傷口，在準備縫合前，我將手指伸入傷口內，輕輕的探了一下，這是一個標準動作，目的是檢查傷口內是否存有異物？例如受傷時進入的石子等。

手指經四方探查後，並沒有摸到任何異物，我拿起針線開始要縫合傷口時，這位酒醉的老先生竟然說起話來了「醫——生——裡——面——還——有——東——西……」

老先生口齒含糊，但我聽得懂他在說什麼！

「裡面還有東西？」真的假的？我不到一分鐘前才剛檢查過啊？並沒有摸到任何異物啊……

再檢查一次吧！反正花不了多少時間，同儕間因為傷口處置未取出留滯異物，而延伸的醫療爭議事件在我腦中浮現了出來。於是，我比第一次檢查多花了幾秒鐘的時間，確信沒有摸到異物，我再次準備縫合傷口了。

「醫——生——裡——面——還——有——東——西……」老先生又說話了！依舊像是醉言醉語。

「還有東西？」老先生弄得我有點浮躁，到底相信他還是不要理他呢？再檢查一次吧！反正花不了多少時間。這一次，我用的時間明顯地比上兩次少了一些，依然沒有摸到任何東西，快點縫傷口吧！後面還有一些病人在等著呢。

「醫──生──裡──面──真──的──還──有──東──西……」老先生又說話了，到底有完沒完啊！他竟然還強調「真的」有東西！

我本想不要再理他了，快點將傷口處理完畢吧。但說也奇怪，這時不知哪裡來了一個聲音，要我再相信他一次。

這次我收起了先前的浮躁，將手指再次伸入老先生的傷口內，我用了相較前三次兩倍的時間，慢慢地在探索，在傷口極深處，我的指尖感覺到了不是正常組織的觸感，我拿起刀子，劃開了傷口，加大了深度，果然發現一個小木屑插在傷口深處。

我邊處理著傷口，邊用手臂擦去額頭的汗珠。

我不知道「再相信他一次吧」那個聲音從何處而來？或許是我記憶中某位教導過我的老師，或許是在某件醫療爭議新聞裡的同儕朋友，但無論是誰，他都讓我免去了一次醫療糾紛的可能。

選擇相信病人還是懷疑病人所提供的訊息，常常就在一念之間！

09

學會大膽——不可預測的病人

在急診室執業的急診科醫師和其他科醫師在臨床經驗有很多不同之處，其中一項就是，你永遠無法想像下一個被送進急診室求助於你的病人是什麼問題。

說得具體一點吧！心臟科門診的醫師通常不會預期走進來的病人是看頭部的問題，更不會認為婚姻諮商的問題會走進他的門診。心臟科門診的病人，十之八九是病人認為和心臟相關的症狀或問題。

但急診室則不然，不僅問題五花八門，有一些狀況事先更是難以設想的到。任何系統的急性症狀，例如頭痛、胸痛、腹痛、昏迷不醒、呼吸困難等等，都會來求助急診。除此，長久無法處理的惱人問題，例如失眠、越來越沒體力、吃不下東西等等，也都會來急診。甚至有時候你自己不想來，但因家人同事發現你越來越不對勁兒，大夥兒一起把你架來急診都有可能。

有位急診好朋友就曾經分享了一則他看診的特別經驗。

這位朋友服務於東部的農業縣市，夜晚，醫院的急診室只有他一位醫師當值。一部家用小汽車急駛至急診室的門口停下，駕駛人匆匆忙忙的跑進急診室，對急診室檢傷護理人員問道：「農藥中毒你們可以處理嗎？」

檢傷護理師問說：「病人在哪裡？快點把他帶進來吧！」

駕駛人愣了幾秒鐘，又衝了出去，再進來的時候，胸前抱的是一隻大黃狗。

這回兒，換做是檢傷護理師愣在那邊了。

「拜託你們醫師幫牠看一下吧，牠剛剛在家不小心喝下了我今天下午沒用完的農藥……」原來駕駛人是務農的。

「可是，這應該要看獸醫啊……」雖然知道這位務農的朋友有點荒謬，可護理師看著那隻大黃狗口吐白沫，呼吸急促，奄奄一息，頓時講話也理直氣壯不起來。

「護士小姐，這我也知道！可是你叫我這時間去哪裡找獸醫師啊？所以我剛剛才問你，你們這邊能不能處理中毒啊……」這位務農的朋友說得無奈，但也反映了城鄉的差距，記得那個年代，臺北市已經有獸醫院二十四小時提供急診服務了。

這時醫師也走到了檢傷處，看著檢傷護理師和務農朋友還在僵持不下，醫師隨口問了句：「你有將使用的農藥帶來嗎？」

這名務農朋友很有經驗，知道如果不幸發生了農藥中毒，就醫時一定要把農藥瓶罐一起帶去給醫生做參考用。

急診醫師看著手中的農藥瓶罐「有機磷類農藥」。有機磷中毒若發生在人身上，緊急處置急診醫師自是熟悉不過，但發生在狗身上，我這位朋友可是經驗有限，或說可能根本頭一遭遇見吧。

看著大黃狗口吐白沫，癥狀表現的確和人誤食有機磷中毒十分相近。若是病人躺在他面前，他會毫不猶豫地打上點滴，放入鼻胃管，接著腸胃道灌洗，再來灌入活性碳減毒，處理的同時，身體的生理監測也會一併用上。但這熟悉的一切，現在似乎全使不上勁兒……沒打過狗的點滴，更別說置放狗的鼻胃管……

「醫師、護理師，我知道你們不是獸醫師，但拜託你們救救看吧！這個時間我真的找不到獸醫師，你們不嘗試救牠，牠可能撐不過今晚。」務農朋友懇求著醫師幫忙。

「來！給我支鼻胃管，我來插插看吧！」我的這位朋友決心要接受第一次的挑戰。

老天爺幫忙！鼻胃管竟然順利的插進去了，先前誤食的農藥也順著鼻胃管緩緩地流出，或許是因為中毒嚴重，大黃狗在插鼻胃管的過程也沒有太多的掙扎抵抗。

「快！快！快！去藥局拿一罐活性碳來……」醫療團隊瞬間得到了鼓舞，興奮了起來。

大黃狗似乎是鬼門關前繞了一圈，從來的時候奄奄一息，到給藥後開始頭部搖晃，四肢嘗試活動，看起來想嘗試自己站起來。

務農朋友見狀開心不已，除了連忙道謝之外，還一直問要繳多少費用。

醫護團隊提醒著天亮後務必再找位專業的獸醫師進行進一步評估與處置，目前看來只是暫時有反應，但仍不敢保證大黃狗就此脫離了險境。

大家目送著大黃狗和務農朋友的離開，急診醫師還沒自剛剛七上八下的心情平復回來，他知道這是一次非常特殊的經驗，可能也是行醫以來唯一的一次經驗。

護理師轉頭看著醫師，臉上帶著微笑，半開玩笑地提醒著醫師：「醫師，你還沒寫病例呢……」

Chapter 2

溝通細節中的
救命關鍵

01

撞到頭

一般人都怕撞到頭，因為怕顱內（腦）出血。那麼撞到頭沒有症狀，到底要不要立即就醫呢？

有些民眾會顧慮，撞到後沒症狀卻跑急診，是浪費急診醫療資源；但也有一部分的人撞到後，即使看過醫師還是十分擔心自己腦出血，心情很焦慮，甚至到無法安心睡覺的程度，這在身心科來說就可能是病態的症狀了。

部分焦慮的原因可能是常常看到很多新聞報導，撞到頭當下就去看了醫師，回到家服藥與休息過後，不舒服的症狀非但沒有改善還越來越明顯；甚至有案例是撞到了頭部，當下覺得人沒事去睡覺，可隔天就再也沒醒來等等，這類令人驚悚的案例。

所以這可真是要特別衛教說明一下：頭部受到撞擊，有些後續症狀的確不太容易觀察，可是有三點症狀能夠作為參考：頭痛合併嘔吐、頭痛越來越加劇、反應變慢。

反應變慢有時是不太容易自我觀察的症狀，必須靠旁人的協助觀察，尤其是所謂高階功能如：深度分析、抽象判斷、簡單計算、時空定向感等等。舉例來說：一個頭部受撞擊的傷患，雖然意識清醒卻無法輕易作答簡單的心算（比如一百減七，再減七，再減七，如此一直減下去）這即是明顯且有意義的症狀，而醫師常用這類似的方式與傷患受傷前狀態做比對來判斷。

頭痛合併嘔吐，是說受傷後傷患外傷可能不明顯，意識也還清楚，但是腦組織已經開始腫脹，腦壓持續升高，使得傷患感到頭痛，不僅持續還會覺得越來越痛，屆時會伴隨連續地嘔吐，遇到這類腦壓增高的表現也需要特別小心。

不過在臨床上，醫師最常碰到狀況是頭部輕微撞擊後，傷患會覺得暈、噁心、想吐，強烈不舒服症狀會使傷患主動要求醫師安排腦部斷層檢查。此狀況雖屬於是腦傷的典型輕微症狀，但此時傷患的腦組織並無形態上的變化，斷層掃描絕大多數是正常表現，故是否須立即安排輻射線斷層檢查，還需要合併其他神經學症狀一起判斷，如果都正常的話，通常就不會是腦部出血或腦水腫的現象。

故若傷患本身並非屬於出血高危險群，且症狀只有頭暈噁心想吐（注意喔！不是頭痛為主，而且並未有真正嘔吐），我們醫師通常會建議先行觀察，避免過早接受輻射線檢查；但如果病人是出血高危險群就要注意，例如：嬰幼兒或年長者、已知為易出血體質病人、有服用阿斯匹靈或其他抗凝血劑類的藥物、洗腎病患，雖然本身沒有使用抗凝血劑，但由於自身凝血功能差，這就需要小心，此等病人醫師通常會提早安排輻射線斷層檢查。

這裡我分享一個案例：一位常規洗腎的老先生，由於洗完腎後身體比較虛弱，回到自家上廁所卻不慎跌倒撞到頭，頭後方就腫了好大一包，有個傷口。這名老先生到院時，意識是相當清醒，醫師縫完後，因為傷患是屬於高危險群，所以馬上再做電腦斷層掃描，確認沒有出血後，醫師替傷患及家屬衛教說明後，就讓他回家休息。

回到家後，家屬也知道狀況，就提醒傷患要多休息，晚餐時間再去看他。到了晚餐時間，家人叫喚傷患用餐，但傷患當下說自己沒有胃口，只想睡覺。家屬自然順著傷患，讓傷患自行休息，晚上也不再去吵他。直到隔天早上去探視他時，就發現傷患還是一直只想睡覺，叫不太醒，但也不是昏迷無反應，感覺就是叫幾聲之後，傷患眼睛打開張望一下，隨即又瞇回去睡著。

這時家屬感覺到異常，於是緊急地再把傷患送回醫院。從出院到再回到醫院中間沒有超過二十四小時，這時醫師再檢查就發現傷患有「反應明顯變慢」的症狀，言語對談都比正常時差很多，於是醫師判斷再作一次電腦斷層，果不其然，傷患已產生所謂的「硬腦膜下出血」。

所以頭部受傷，不只傷患家屬，連醫師們都會擔心，因為一開始做斷層顯示沒事，不代表後續就不會有變化，受傷部位隨著時間可能會有持續性發展，尤其是剛剛提到的出血高危險族群，務必要特別小心。

如果你真的有這種腦壓增高或是神經缺陷的表現時，不要擔心，醫師通常會在第一時間幫病人安排斷層檢查。若病人受傷後意識清楚，也無明顯的神經缺陷症狀，但家屬感覺到病人反應變差，尤其跟之前比較有明顯差異時，記得要及時跟醫師反應，描述差異為何（比如病人受傷前分析事理犀利，受傷後邏輯矛盾，與之前差異巨大。此等高階功能表現，若無對照，不易察覺），醫師也會根據家屬描述，替病人安排適當的檢查。

02

要死掉了

大家有時候會在網路上看到一些發生在醫院的烏龍趣事，雖說是笑話，但許多都是其真人真事，其來有自，因為有時候現實生活就是這麼有趣。

我聽過一個很資深的EMT（緊急救護員）描述的一個「很蝦」故事。

EMT以前都簡稱叫消防員、打火兄弟。他是位很資深的救護員，他說自己曾經出過一次任務，是接獲路人報案，說發現一名陌生的中年阿伯倒在自家公寓門口外。阿伯是喝得醉醺醺地倒在地上，雖有意識，但整個人的樣子就是很不舒服，路人搖著阿伯的肩膀想要叫醒他，沒想到阿伯竟回路人說：「我一ㄠˋㄕㄨˇ（要死）掉了」。

路人聽到嚇一跳，要死掉了，太危險了！於是趕緊報警打一一九。

一一九EMT到了之後，確實看到一名先生癱坐在地，表情不舒服，任憑到場EMT怎麼叫他都一臉無神，只回說：「一ㄠˋㄕㄨˇ（要死）掉了。」見酒醉狀，又說不清楚，如何是好呢？自然是先趕緊送到醫院再詳細評估。

到了急診室做檢傷，問先生哪裡不舒服，先生一樣回：「我要死掉了！」醫護人員進一步問，是胸痛、頭痛還是腹痛？先生仍醉醺醺地維持同樣的回覆：「要死掉了！不要一直問！就要死掉了！」

醫護人員眼看問不出詳細狀況，可病人卻叫喊得很痛苦，基於病人的安全考量，就幫病人安排必要心肺檢查。

大費周章全部檢查完，報告出來：心電圖正常、肺部正常，所有檢驗報告都沒有問題，這時大家真是一頭霧水，檢驗檢查正常，目前惟獨的異常就是阿伯身上的酒氣未消，酒意未醒吧！

醫護人員持續詢問阿伯哪裡不舒服，希望可以問得到些許線索，卻見這時阿伯講話越來越虛弱，醫護人員也很緊張，但觀察一下發現阿伯就是睡著，但睡前口中還不斷念著：「ㄧㄠˋㄕㄨˇ（要死）掉了、ㄧㄠˋㄕㄨˇ（要死）掉了……」

阿伯應該是因為酒精關係睡著了，這下醫護人員沒辦法，雖然檢查報告都顯示正常，但阿伯的表現讓人擔心，於是姑且先留院觀察，就這麼密切觀察了一個晚上。

隔天阿伯醒來，醫護人員再去問他有沒有好一點，阿伯竟一臉沒事地說：「我沒怎樣啊，就鑰匙掉了，回不了家！」大家忙了一個晚上，結果他醒來之後，只是鑰匙掉了。

每每跟大家說完這故事，眾人都會呵呵大笑，但相信多數大眾在聽了這故事後是無法體會在尚未確保病人沒事之前，醫護團隊人員的壓力。酒醉病人實際上對珍貴的急診醫療資源是很大的耗損，全國每天都有許多病人被推進急診室，這當中當然有很多真正的緊急狀況，但也有不少是像這位ㄧㄠˋㄕㄨˇ（要死）掉了的酒醉烏龍案件。人進到急診室卻提供不了醫師任何資訊，為了找出任何潛在問題，就需先花費一番時間工夫與投入醫療資源，進而導致醫療資源的排擠不足，或間接加重了急診室擁塞等嚴肅問題。

故事中的老伯只是酒醉言語不清，一句ㄧㄠˋㄕㄨˇ（要死）掉了，檢視了整個緊急醫療系統的運作是否正常運作。

姑且不論故事的真實性有幾分，但酒醉送醫的相關問題，如何兼顧酒醉者（病人）的安全與社會資源的有效運用，在聽了這個「很蝦」的故事後，您有何感想呢？

03

急診室常見症狀——過度焦慮

在急診室中經常可見因過度焦慮而前來就診的病患。

我們曾見過一名老師帶著三名小朋友來掛急診，原因是他們去山上郊遊，老師看到一條蛇從小朋友面前閃了過去。

可能是因為現代少子化太普遍，每個孩子都是家長心中寶貝，使得老師不僅不敢大意，還得小心翼翼。

老師將三名孩子都帶下山來，直接來到了急診室，希望醫師幫忙檢查一下，這三名孩子有沒有被蛇咬到。

我聽到時，覺得有些訝異，當下認為這老

師的反應是有些誇張好笑了。可是老師所顯露的表情，確實非常緊張焦慮，看得出心中壓力頗大。身為醫師，當然有責任解除病人及家屬因健康問題帶來的不適或不安，按見習醫師時期所學「身體檢查流程」按表操課，問診——視診——觸診一番，確認孩子沒有和蛇有過接觸，更無咬傷痕跡。

其實，老師的焦慮是怕如果孩子回家後，才開始出現什麼不良反應，又或者有小朋友回家跟家長說：「媽媽，今天戶外教學有看到蛇從我前面經過……」家長一定會問：「那你有沒有被咬到？」孩子小小年紀還不會回答得太精確，若孩子說：「好像有。」家長接著再問：「老師有沒有帶你去看醫師？」這時孩子若答說沒有，那後續情況老師可能要很花很多時間去解釋。

的確，現代急診醫師看診，很多病人是來確認一件事情：「我有沒有問題？」例如有同事曾遇過懷孕的婦女看到電視上播放有關茲卡病毒的介紹，當中提到孕婦若感染該病毒，可能會生出小腦症的孩子。於是有位看了電視，且個性容易緊張的孕婦就急急忙忙地來到醫院，要求進行胎兒檢查，確認胎兒是否正常。

我也曾遇過孕婦來到急診，緊張地說：「醫師我好不容易懷孕，我先生是家中獨子跟長孫，家庭壓力很大……我前些日子剛從美洲回來，所以可否請您幫我驗一下，我有沒有感染茲卡病毒？」

上述案例乍聽起來好像很荒謬，但是我發現這問題其實不是臺灣獨有，急診是唯一一個醫療單位，不須預約掛號，不受滿號限制，不受假日夜間時間限制，當有任何醫療需求時，一定可以找得到醫師的場所。

一樣米養百樣人，每個人的個性不同，對身體覺察力也不同，關心自己身體健康狀況值得讚許，但若過度在意一些微小細節也大可不必，徒增煩惱。

緊張、焦慮、恐慌……是不等程度的表現，若看看新聞就要準備跑急診（臨床上其實還不少人是這樣呢！），如此干擾日常生活的反應，或許可重新整理一下自己是否還有很多情況也會有類似困擾？建議可找位固定的家庭醫師，類似非緊急狀況多可靠家庭醫師的門診諮詢解決。若果真有了「急性症狀」，且讓您「覺得很不舒服」，而您尚未有「固定的家庭醫師可諮詢」，這時也不必困於是否浪費急診醫療資源的掙扎，來急診，讓我們幫你吧！

04

選擇困難症

大部分女生都會在意受傷後留下疤痕的問題，尤其是在臉部的傷口。可是在處置傷口的第一時間，若太過於考量避免傷疤，有時反而會干擾到急診醫師正常的醫療行為，那可能就不是聰明事了。

我曾經遇過一個案例是媽媽接女兒放學回家，途中遇到車禍以致母女兩人都受了傷。兩人同時被送到急診，急診室裡只聽到心急媽媽的叫喊聲：「護士！護士！你先不要管我，先看我女兒……」

這是母愛的常見反應，而當時一眼望去，傷勢上也的確是女兒比較明顯嚴重。女兒身上多處都是因為在地上翻滾，而導致的大大小小擦傷及撕裂傷。其中最令媽媽擔心的是女兒臉上有片磨破皮的傷口，傷口內還隱約可見柏油路上的小石子陷入其內，眼睛旁則有一塊不規則型的撕裂傷。

這種傷口發生在兒童身上，其實讓急診醫師頗為難尷尬；因為這類傷口在急診室倒不是太困難處理，醫師可在局部塗抹或噴灑一些局部麻醉藥物後，用無菌刷子把傷口刷洗乾淨（正式名稱叫「清創手術」）。

身體軀幹部分的傷口，清創手術基本上不難，可是臉上傷口又是靠近眼睛，這時麻醉就不太容易噴抹，倘若滲入了眼睛是會有刺激疼痛感；再來，兒童在處置過程中的配合度不及成人，顏面尤其是眼睛周圍的傷口，若沒有很好的配合度，在急診室局部麻醉下，想要縫得精細又無感染之虞，十分不容易。

記得當下我看完傷口，媽媽在一旁既心急又催促地說：「醫師拜託幫幫忙，快幫我女兒處理。」我回答說：「媽媽你不要擔心，我一定會幫你女兒處理。」可心急的媽媽除了持續拜託，同時還問道：「醫生、醫生，她會不會留下疤？」

看著焦慮萬分的媽媽，我回說：「我先幫她處理傷口，媽媽妳不要那麼擔心，我們會盡快處理妹妹的傷口，讓她快一點好起來。」我有意無意地避開了會不會留下疤的問題。

其實會不會留下疤，醫師會有幾個考量：首先妹妹臉部很多的傷口是汙染性傷口（傷口內還有沙石子）且呈不規則狀，若透過修剪可以讓傷口變得較平整，傷口也會較好看。但第一時間若過度強調好看，讓急診醫師不敢承擔傷口後續感染風險，醫師可能就會過度清創，修剪掉過多不敢保證存活的組織，這會使得日後皮膚疤痕的痙攣拉扯，產生變形，未必好看，這點在第一時間就需要考慮。所以醫生一般會希望顏面組織盡量保留，不要過度修剪；第二，傷口很髒，縱使清創後，也難免面臨傷口感染階段；不要忘記，長期感染也是讓傷口疤痕變得明顯的重要因素；第三個，如何讓傷口在復原階段順順利利，在預期的時間內癒合。

以上三點都能處理完畢，傷口順利癒合後，接著我們才來討論癒合後若疤痕明顯，有無改善方法？所以疤痕是否明顯，其實是治療過程中較後階段才考慮的因素。

可是當下那位媽媽就過度將問題聚焦在疤痕上，也一直催促醫師儘快幫妹妹處理，讓我沒機會提供另一個選項：進手術室，在全身麻醉下執行傷口處置。

在媽媽懇求儘快及一再催促下，我們幫女兒打了局部麻醉，然後開始清洗傷口。妹妹其實很勇敢，但畢竟是清醒的狀態，當清洗動作大力一點時還是會因為疼痛而拉扯；洗刷到傷口深處時，妹妹仍會喊叫說很痛。局部麻醉藥物有一個安全劑量範圍，不能因為病人疼痛而無限施打。

我們邊清洗著傷口，邊安撫著妹妹，看著妹妹時而因疼痛而晃動頭部，雖是不忍心，可若砂石沒清乾淨而導致傷口感染，癒後難看也會很遺憾。清創過程中我們嘗試著跟媽媽討論，是否會考慮另一個方式，是評估進開刀房做全身麻醉，這樣就可以刷洗得更徹底些，將砂石清除得更乾淨，傷口也可以在麻醉下細細地的縫合。可另一個問題來了，由於傷口清創非屬致命緊急手術，女孩剛吃過東西，空腹時間不夠長，所以如果想要進開刀房做全身麻醉來進行傷口清創，尚需要等待兩、三個小時。

這位媽媽因太過緊張，一方面希望妹妹可以儘快得到處置，另一方面也希望妹妹可以在不痛的麻醉狀態下，細細地處理好傷口。媽媽遲遲無法做出決定，由於小女孩未成年，若要開刀，必須由家屬簽手術同意書和麻醉同意書，這也使得媽媽難以下決定。

就在媽媽猶豫不決之際，妹妹的傷口也處理到近於尾聲了，當護理師將妹妹的傷口包紮完畢，扶起妹妹下床時，媽媽終於露出了較為輕鬆的表情。

我們不知道妹妹後來的傷口癒合情況是否順利，是否符合了媽媽當初的期待（因為病人急診處置結束，後續追蹤時在外科門診追蹤），但這位勇敢的妹妹讓大家印象都很深刻。

有時也常常在想，若媽媽不是過度緊張，不是過度將注意力放在後續的疤痕好不好看等細節上，若可以和醫師理性討論對妹妹的最佳處理方式，留在妹妹臉上的車禍記憶，又會是怎樣的呢？

05

正視身體的吶喊

通常聽到「猛爆性」一詞，不只病人緊張，醫師也會緊張，因為治療過程中，常常會有些狀況超過醫病雙方的預期範圍。

我們醫院就曾有個案例，一名中年婦女患有子宮肌瘤，在年輕時就常因為經痛看婦科門診，後來偶爾痛到須掛急診，到最後，就幾乎是每個月定期來急診報到了。

真要說起來，女性經痛是男性醫師無法體會的痛苦，據說痛起來，是會想找地洞鑽進去。

這在某些未見過女性嚴重經痛的男性朋友眼裡，豈止無法理解，可能還會覺得真的這麼誇張嗎？

案例中這位女性年輕時就被診斷有子宮肌瘤，一開始經痛靠吃藥可緩解症狀，漸漸地經痛是越來越嚴重，到後來經痛一來，她就會整個人面色蒼白、全身盜汗，急性的疼痛讓她必須時常跑急診，就為了打止痛針來舒緩症狀。

這次來到急診，她本人自覺症狀也是一樣，冒冷汗、面色蒼白，來到急診室時整個人蜷曲在輪椅上，身體不僅無法打直，甚至還碰觸不得。醫師當下診斷為腹膜炎，要替她安排檢查，結果她就問醫師說你是不是第一次看我？我就是經痛，而且是厲害的經痛，快幫我打之前都會打的止痛針就好。其實她自己也知道，什麼針對她的效果最好。

結果醫師翻閱了她的病歷，確實過往每次都是打止痛針，而且常常打，幾乎每個月都打。

第一次碰面的醫師還很謹慎地問道：「妳現在的痛，和妳之前的經痛有沒有一樣？」婦人沒有多想，照過往經驗只回說醫師：「請不要再問，一樣、一樣、痛的一樣，請幫我打一樣的針。」於是醫師就幫她打了針，還請她留院休息觀察一下。

婦人說道：「醫師不用了，醫院很吵。病人也多，我打完針回家休息就好，自主觀察。嗯！我回家自己休息就好。」

醫師聽她這麼說，加上她是有先生陪同，看起來好像也很有經驗，所以就不再堅持留院觀察，囑咐一些事情後讓婦人回家休息。

婦人離院的時段是下午，在後天的清晨大約五、六點間，也就是說離院不超過四十八小時，婦人就又被她先生送來急診。同樣的症狀：冒冷汗、面色蒼白，可這時候護理師在測量生命徵象（血壓、脈搏、呼吸及體溫）時發現，婦人血壓很低，收縮壓大概只有七、八十，有經驗的檢傷護理師心裡知道，冒冷汗的背後原因，應該不是因為單純經痛冒冷汗，而是處在休克狀態了。

婦人直接被推入了急救室，除了止痛針，一夥人同時進行了心電圖連續監測、掛氧氣、大量點滴輸液、抽血、備血、腹部超音波檢查……

半小時後第一份檢查報告結果出來，醫師心裡就涼了一半；在專業醫師眼裡，經驗告訴他，這婦人就是敗血症了。

報告顯示，婦人體內白血球幾乎消耗殆盡，不僅數量極低，而且裡面的組成還有一半以上是些未成熟的白血球，這意味著她體內可用來作戰的士兵，有一半都是未成年的中小學生，因為有經驗的可戰之兵已經戰死沙場；下一步，婦人將會很快地面臨多重器官衰竭的險境，因為腎臟衰竭的警訊已經發出。

婦人處於嚴重感染的狀況，經過急診的階段處置，後來被送進了加護病房。因為休克無法快速獲得改善，婦人當天被插了管，腎功能也因快速惡化，隔天安排了洗腎治療。

在抗生素大兵不斷的修正調整下，婦人在加護病房經過了約一個月與細菌的惡戰，透析治療（洗腎）與呼吸器也終於保住了肺部與腎臟兩大器官的功能，病情才漸漸的露出曙光。

這婦人算得是十分幸運，除了得以從鬼門關繞了回來，後續也因穩定恢復，免於終身洗腎。

透過血液培養得知，這婦人身體內長了A型鏈球菌，大家可能覺得這菌很陌生，但實際上這個細菌並不罕見，正常人身體裡，在某些地方，譬如說呼吸道或女性生殖道都會帶有少量A型鏈球菌。但平常人身體免疫力正常時，這種細菌會被人體免疫力約束著好好看管，沒有問題，可當身體狀況改變免疫力下降時，就會讓細菌得以大量快速繁殖，脫離管束。

該婦人因長期受厲害經痛症狀所苦，當其中有變化時，尤其是症狀表現上和經痛十分類似時，很容易被忽略。

女性生理期時比較容易被感染，再加上寄生於體內的細菌在免疫力降低時會快速大量繁殖，寄生菌就變成了致病菌。A型鏈球菌屬於嗜肉菌一員，按說文解字就是當這個菌變成致病菌後，會「吃你的肉」（正確說法是會造成組織被腐蝕）；若惡化演變成敗血症的病程，則通常會導致多重器官衰竭。

這婦人因腹部疼痛，在電腦斷層掃描影像上，就發現她整段腸子腫漲得十分厲害，而且還產出了大量腹水。醫療團隊在討論評估是否需要開刀時，做了需要切除小腸的準備。

不過還是要說這病人真是很幸運沒有開刀切除小腸，而腎臟經過洗腎一個多月，也幸運地救回來了。

這案例裡很難想像的是，感染來得太快，而且腹痛發作到敗血性休克插管搶救，就在四十八小時內；「猛爆性ＸＸ」，臨床上出現的比例其實不多，但無論是那個器官被波及，猛爆性發作的病程，總是會讓醫病雙方嚇出一身冷汗。

大家總說「身體健康最重要」！

但人也是很奇妙的動物，會去適應長期的不舒服與疼痛，以致忽略了身體發出的嘶吼聲。這多半與現代人尋求快節奏的生活習慣有關，覺得痛，立即就來顆止痛藥，能壓下去再說；若還是覺得痛，就到急診找醫師尋求更有效的藥劑，沒時間多聽聽身體的聲音，最後被忙碌的生活腳步一步步侵蝕。說到這裡，相信大家都會害怕，但許多慢性疾病如高血壓、高血脂、高血糖等等，也不都是「噬肉病」嗎？

噢不，這些病不只是「噬肉」，它們「噬」的可是您的整個「健康」啊！

還是老話一句「愛惜自己、多聽聽身體的聲音、健康第一」。

06

癌症時鐘快轉中

大家都聽過「癌症時鐘」，根據國健署統計，我國「癌症時鐘」是越走越快，已經破五分鐘了。換句話說，以前可能是每七分鐘有一人罹癌，但現在時間越走越快，當前是不到五分鐘就有一人罹癌。

然而受惠於現代醫療的不斷進步，即使得了癌症，也有很多治療的選擇，癌症早已不再被視為絕症，有些癌症甚至可以痊癒，當癌症病人存活得越來越長時，罹患第二個癌、第三個癌的病人也越來越多。所以現在數據顯示，罹患第二個癌的機會從百分之三增加到大於百分之十，意即有多達十分之一癌症病友會得第二個癌症。

我自己家族中一名長輩，在年輕二十出頭歲時，被診斷出血癌。這距離現在已經是近六十年前的事。當時醫療環境血癌治癒率不太好，不過他很幸運，當時在臺大醫院就控制得非常穩定，幾乎痊癒了，一直到他七十多歲，這中間都沒有復發。

當長輩接近八十歲時，他又被診斷得了肝膽癌，就是肝臟跟膽囊附近長了腫瘤，但肝膽癌癒後十分不好，而且年紀較大了，和醫療團隊充分溝通後，長輩及其家屬選擇了相對保守的栓塞方式來緩解癌症生長速度。在後續追蹤期間，醫療團隊們發現他的血紅素、血小板、白血球等血球全系列越來越低，本來是擔心他會不會是腸胃道出血，但後來檢查證實，長輩的骨髓功能正快速喪失，原來他年輕時的血癌又找上了他。

不過這次血癌，跟長輩年輕時候得的是不同類型，所以嚴格說來，他在八十年的生命裡，其實得了三個癌症。

第一次癌症，他因為年輕治療好了，邁入八十歲的那一年內，則被診斷了兩個癌症。長輩因為自認人生已無遺憾，且不願意繼續接受症狀治療（定期輸血：紅血球、血小板，而且間隔時間越來越短，日常生活刷牙牙齦不斷滲血），經過和家人的充分溝通後，長輩選擇住進安寧病房，並停止輸血治療，將治療重點放在生命品質的提升及尊嚴的維護。兩星期後，在家屬的見證祝福下，安詳地走完長輩自己認為沒有遺憾的一生。

「多重癌症」這詞聽起來或許多少讓人覺得不舒服，甚至害怕，然而大環境的變遷、空氣汙染、生活飲食習慣改變甚或是生命延長讓遺傳基因等因素充分展現，都使得癌症發生率不斷上升。

案例中的長輩一生罹患三種癌症，但都正向思考，無論是在人生那個階段，都積極和醫療團隊溝通交換意見，做出對自己最有利的治療選擇。

因為醫學的進步，癌症早已不再等同絕症，只要隨時注意身體的各種症狀變化，保持最簡單的健康生活習慣，定期檢康檢查，即使真的遇到癌症找上你，也期待是早期發現，能夠早期治療。

07

沒有ending的快樂結局

病人來急診看病，多半是希望醫師可以快速正確診斷，處置明確果決，治療效果立竿見影，藥到病除。若病人離開急診時不僅診斷未明，症狀也無改善，這種醫病互動會如何呢？

心中罵你庸醫、蒙古大夫但不說出口算客氣，若還不斷向你鞠躬道謝，感恩再三，簡直是癡人說夢吧！

說來幸運，我曾有過這樣的難得經驗。

病人是一名四十歲左右的太太，晚上由先生陪伴來醫院急診，主述是下腹疼痛。問診完畢，做腹部理學檢查觸診時發現，病人右下腹的壓痛比較明顯，這發現讓我們不得不將急性盲腸炎列為需第一排除診斷。

血球稍高，尿液檢查無特殊發現，超音波檢查則無法清楚看到盲腸腫脹，尚無法憑此診斷盲腸炎；說白了，就是到目前下腹痛診斷未明。

「我們來做些影像檢查吧！或許需要進一步做到腹部電腦斷層……」我向病人說明著。

腹部電腦斷層屬高輻射的放射檢查，因此做這檢查前通常會先檢查病人是否懷孕。向病人說明後，她馬上肯定地回我說：「不用檢查啦，我沒有懷孕。從年輕時就做了很多方法想嘗試懷孕，但都失敗，所以到最後就放棄了。」

聽來似乎懷孕機率不高，不過在忙碌的急診工作，我還是習慣性地開立了驗孕檢查。還記得當時這位病人態度仍是相當禮貌，不過在表情上，明顯給了我一個「這醫師怎麼那麼怕事」的莞爾一笑，她應該想說「好的，讓醫師安心吧！我就配合驗孕。」

驗孕結果出來，卻是讓大家跌破眼鏡：陽性。

我看了檢驗報告，再看看病人，她懷孕了？

我忍不住問：「你真的沒可能懷孕嗎？」

她說：「不可能吧？」

「我不知道要告訴你的是好消息還是壞消息，方才你的驗孕結果呈現的是陽性。」這下有趣了！

她聽到之後，露出不可置信的表情，嘴上還直說著「不可能……」但與站在一旁的先生，神情都相當興奮。

倒不是懷疑的表情，可能是好消息來得太突然，他們夫妻一時間很難消化接受，不斷地說著不可能。我說不然去檢驗科拿你做的驗孕試紙給您倆確認一下，兩條線，似乎定格了兩人的目光。

這樣一來就不適合再做電腦斷層掃描了，但此時病人的腹痛仍然還在，我打算和夫妻兩人討論一下不做斷層檢查的下一步替代計畫，只是我發現，這時候夫妻倆已經不太注意我的說話內容，夫妻兩人開始在討論，懷孕後接下來的計畫，整個氛圍是相當開心甜蜜的，都讓我認為，先暫且不提腹痛吧，讓他們多享受片刻得知懷孕的喜悅吧！

後來我們照會了婦產科，婦產科醫師做了超音波檢查，也測了病人血中懷孕相關賀爾蒙，來再次確認懷孕週期。他們在婦產科討論許久，討論胚胎狀態，討論產前檢查的安排。但我還惦記著她的右下腹痛，那有點兒像盲腸炎，又不是非常典型，不敢讓我們排除盲腸炎的右下腹痛。

「即使斷層不能做，我們還是有其他替代的診療方案可用……留院再觀察一陣子，必要時我可以幫妳安排核磁共振檢查……」我認真地說明著。

「醫師，我們想要先回去。」這對夫婦卻這樣說著

「可是……妳現在回去，這腹痛還沒解決啊！」我想勸她知道懷孕固然可喜，但也別忽略了現在的急性問題。

她回答：「我現在沒有很痛了，而且婦產科醫師說或許和早期懷孕有關。」病人接

著說：「現在這狀況有很多事情我要和先生商量討論……」

我說：「可你現在回去是有風險的。」

她說：「醫師沒關係，我回去會注意。」

我說：「你要注意什麼呢？」

她說：「就看醫師我要注意什麼呢？」

我差點兒忘了，告訴病人注意什麼是我的責任。

我比畫了盲腸的解剖位置，概述了急性盲腸炎的病程演進，還教導了先生按壓手法，還有疼痛指數的觀察方法，回去先不要吃太多東西，少量的流質飲食是為了一旦要手術的提前準備工作……，再次提醒若腹痛有加劇，要儘早回到醫院。

可我發現在囑咐這些事情的時候，她沒有很專注地聽，注意力似乎還沒從得知懷孕的喜悅中回來，於是我又重複說了幾次，也再確認先生是否了解，可以協助觀察。

病人先且出院了。

因下腹痛而來，帶著下腹痛離開醫院。

沒有抱怨醫師未有明確診斷，沒有質疑醫師診斷能力，還滿懷喜悅……

而我，除了沾染了他們的喜悅之外，也祈禱著病人微微地右下腹痛，不是急性闌尾炎的症狀，而是上天賜給的懷孕喜訊。

08

震懾人心的捐獻

每每說起這個二十多年前的案例，老先生和他兒子的表情就會清楚地出現在我眼前。

在一個值夜班的晚上，大約子夜時分，當天留滯急診室的病患並不是很多，急診室氣氛難得的平靜。

這時救護車的鳴笛聲響起，隨著距離的接近越來越清晰，又隨著距離更接近而嘎然停止。緊急救護員下了車，不需要單架推床，病人只需兩手抱著就好，因為他非常非常瘦小。年紀約莫二十歲左右的年輕人，他不僅瘦小，四肢也嚴重萎縮，最緊急的，應該是他呼吸相當吃力，一眼望去，呼吸衰竭的診斷即刻浮現心中。

緊急救護員專業又熟練地和檢傷護理師交班：「病患呼吸困難，血氧濃度……麻煩醫師協助處理一下。」

急診團隊成員當然也立即幫年輕人施予急救措施，裝上氧氣面罩、接上生理監測器，另外資深護理師在尚未有醫師囑咐下，同時自行備好了氣管插管的所需急救物品，多年經驗告訴她，年輕人應該很快就會被醫師插上氣管內管。

跟在緊急救護員後面的，是位白髮蒼蒼的老伯伯，年紀少說也近七十了吧！他會是年輕人的什麼人呢？會是父親嗎？

在醫護人員先行為病人處理告一段落後，我走向這位白髮的伯伯面前，希望取得一些關於年輕人的相關病史。

我問道：「伯伯，這名弟弟過去有什麼病史嗎？」

伯伯說：「我不知道，我大兒子也是到這年紀就變成這樣子了，那後來就過世了。」

站在我面前的伯伯，的確是年輕人的父親，而且我也知道他的大兒子已經離世了。幾句簡單的問診，我大概理出了些頭緒：伯伯的兩位兒子應該都得到了同一種疾病，那是一種遺傳性疾病，一種很罕見的神經元疾病。這種罕見遺傳性疾病，出生正常、兒時正常，但進入到成年階段後發病，症狀是全身肌肉快速萎縮，當萎縮肌肉侵犯到呼吸系統，病人就沒辦法自行正常呼吸，會因呼吸衰竭而死亡。

「現在弟弟的生命很危險，他自己已經沒辦法呼吸了，我們雖然給他罩了氧氣面罩，可是仍然沒辦法支撐他的呼吸，這情況下若要救他，就必須插管。」我怕伯伯聽不明白，刻意說得簡單，也說得特別慢。

我在等待伯伯同意插管的回覆時，心中也想像了伯伯著急的模樣，著急著祈求醫師快點救他兒子的神情。然而伯伯的反應倒是很出乎我的意料，他沒有立即同意我的插管說明，反倒是陷入了沉靜地思考。

我深怕剛剛的說明，並沒有讓伯伯理解插管的急迫性，遲遲地不回應會耽擱了病人的插管時機。我正準備再次說明並催促伯伯要給我明確回應時，先前沉默的伯伯開口了。

伯伯用著濃厚的鄉音說著：「我把他捐給你們！」

現場似乎有人聽清楚了伯伯說的每一個字，但卻沒人聽得懂伯伯的意思。

「我把他捐給你們，讓你們去做研究，然後去救下一個有同樣狀況的病患。」伯伯說話雖然帶著濃厚的鄉音，但語氣堅定而清楚，那當下大家或許還不太明白伯伯的真正意思，但大家都聽清楚了，伯伯要將他罹患重病的兒子「捐給我們」「要我們用他兒子做研究」「弄清楚疾病的來龍去脈後救後面的病人」！

原來先前大兒子的就醫經驗，讓伯伯知道目前這種病是醫不好的，伯伯心中清楚知道，小兒子也會走上和他哥哥一樣的命運。伯伯只是不知道，此等遺傳性神經元疾病何等複雜，多少科學家們窮畢生之力，仍不得破解之道。伯伯因著這樣對醫學的天真無邪，在他兒子還在世之時，即做出捐出兒子做醫學研究的願望，期待兒子的犧牲，能解開世紀之謎，解救後世罹患同樣疾病之人。

伯伯簡簡單單的幾個字，猶如轟天巨雷，震撼力十足，現場聽到的醫護人員皆默默不語。

白髮蒼蒼的伯伯，應該是老來得子，而且老天爺至少給了伯伯兩子，但伯伯和兒子們的緣分都不長，都只有二十多年。

站在急救室外面的伯伯，到底是無情的父親？還是擁抱大愛的老兵？我們已經分不清楚了！

二十多年過去，烙印在腦海中的畫面，依舊是伯伯堅定的口氣與眼神；還有，那躺在急救室呼吸衰竭的年輕人，用急促的呼吸召喚著醫護團隊給予插管的等待。

09

讓一切回歸基礎

學生時期，老師總一再提醒我們，面對肚子痛的病人評估，第一個步驟就是要做視診，而視診必須要將病人的衣服掀開，上面要露出到下胸部高度，褲子則要脫到腹股溝下。

可是學生們都知道，無論男女，腹股溝下方就是生殖器，試想，當病人說肚子痛，你要求病人把褲子拉下讓生殖器若隱若現，大部分病人可能都不太能理解，甚至會有被騷擾之嫌，所以常常會便宜行事，露出肚臍周圍就好。

我記得在一次晨會討論中，一個個案讓我印象特別深刻。

急診室主任知道現在的年輕醫師遇到腹痛病人，常常忽略了基本的視診及問診，只要是不確定原因的肚子痛，很快就會安排電腦斷層檢查，欲藉其系列影像得到確切診斷。

電腦斷層檢查雖有其眾多優點，但畢竟屬於高輻射劑量的檢查，其輻射劑量約是一般X光片的數百倍；更何況有些診斷若加強視診及問診經驗及技巧，是可不需要依賴電腦斷層。所以急診主任為了加強住院醫師的理學檢查與問診技能，下達了一個科內規範：要求每一位住院醫師，若要開立電腦斷層的醫囑時，必須經過這位急診室主任的同意，住院醫師們不得自行開立電腦斷層醫囑。這是很嚴格的規定，也讓住院醫師們的壓力都很大。

案例是位肚子痛的老先生，老先生因病說話不太清楚，無法清楚交代病史，陪病家屬也不清楚老先生的腹痛過程，長期照顧的外籍勞工，因語言溝通障礙，也無法提供診治住院醫師的需要病史。既然什麼都問不出來，住院醫師腦海中習慣性地浮出電腦斷層的檢查選項。

看看時間，已接近急診室主任下班時間，住院醫師心想待主任下班，就立刻安排電腦斷層。電腦斷層做完，住院醫師仍看不出有何異常，但因老先生症狀並非持續疼痛，且疼痛程度稍有緩解，抽血檢驗報告亦無特別擔心的變化，診斷雖不確定，但也排除了需立即手術的急症，住院醫師心中壓力稍稍減低，心想留下老先生在觀察室觀察一陣子再說吧！

隔天早上急診主任來查房時，立刻就發現住院醫師幫這位病人做了電腦斷層檢查，於是問了住院醫師視診及問診結果為何？要安排電腦斷層檢查的絕對適應症為何？住院醫師也如實以告，告知因完整病史取得困難，身體檢查亦無法解釋老先生腹痛原因，且當時主任已下班，若遺漏重要診斷，擔心後續若發生醫療糾紛，如何是好？

當下主任就帶領著一群年輕住院醫師來到病床邊，將病人的衣服掀開，褲子下拉到生殖器，赫然發現，老先生的陰囊鼓脹，輕輕一推擠，陰囊又恢復正常，要老先生用力咳嗽幾下，則又鼓脹起來。

可回復性腹股溝疝氣的診斷，全部的年輕住院醫師異口同聲地發出。

負責診治的年輕醫師尷尬萬分，只見主任在責備之餘，再重新強調了一次基本身體檢查的重要性，若此案例腹部身體檢查可遵循視診最大範圍診視原則，電腦斷層就不須派上用場；腹痛原因常常是腹部以外的器官或病因引起，如生殖器病變、心臟病轉移疼痛、代謝疾病等等，學生們心中都明白，但錯誤仍然一再重複出現。

醫生學習看病，診治病人，其原則和人生道理並無不同。

最基本的，最簡單的，也常常是最容易遺漏忽略的。作息早睡早起、飲食定時定量、養成運動習慣等等，這些老掉牙的道理，不就是主任教導年輕醫師的老掉牙道理嗎！

10

救命關鍵就在細節

住院醫師受訓階段，常常有機會到外地支援，住院醫師們也會藉此外放機會，學習不同層級醫院的區域性病例。這特殊的疾病案例是發生於我在支援台東時期，從學長口中聽聞了一個他在課本外，臨床上實際遇見，但留下慘痛回憶的真實案例。

一名老農夫在田裡農耕除草時，手被鐮刀劃過去，當下鮮血直流，直奔急診室。

老農夫的手指末端被截斷了一小截，截斷的組織可能還留在田裡，也找不著了。所幸斷肢並不長，用一個小手術將斷指縫合包覆起來尚不困難，手術順利完成後，住院兩三天後就出院了。

就在快出院的前一天，老農夫開始有點輕微發燒，醫師看了看傷口，雖然有一點紅腫，但不至於要繼續住院，於是開立了口服抗生素，讓農夫依原出院計畫返家休養，也囑咐了後續定期在門診追蹤。

老農夫門診追蹤時傷口癒合良好，雖仍有些許紅腫，但不嚴重，外科醫師判斷不至於影響傷口癒合，但老農夫提及出院後發燒斷斷續續，人也覺得愈來愈倦怠無力，外科醫師亦覺得不太尋常，故再次安排住院檢查。

住院後除了給予針劑抗生素治療，也安排是否有其他感染源的檢查，但除了傷口處紅腫變化外，並沒有發現如呼吸道或泌尿道等常見的感染源。

老農夫的狀況並沒有隨著抗生素的投入調整而有明顯的改善，幾日後甚至快速出現了肝腎衰竭的狀況，最後老農夫在住院過程中，竟不幸地往生了。

這樣的醫療結果家屬自然無法接受，家屬認為醫師說手術順利，傷口癒合也沒問題，病人配合醫師的治療，藥也吃了，針也打了，醫師還說後續抗生素越換越強，怎麼會演變成治不好，甚至丟了性命？

醫療糾紛會議仍無法取得與家屬的共識，最終走上了解剖一途。因為，診治主治醫師也希望知道，病人為何對治療反應如此不佳，大家都想知道病情背後的真相。

法醫解剖的流程，是先將身上衣物完全去除，大體清洗乾淨，由目視全身有無任何病灶異狀開始。結果在目視過程中，法醫在病人背後發現，病人皮膚上有一小小的黑色病變，醫學上稱之為「焦痂」，而此病人的答案也就呼之欲出，這是不常見的「恙蟲病」。

原來，老農夫在田裡工作，推估受傷前幾日被恙蟲咬到，在被鐮刀割傷的治療期間，恙蟲病開始發作，先是以斷斷續續的發燒表現，但因受傷手術，傷口感染移轉了醫療團隊的注意力，後雖有查詢其他的感染原因，終究未發現身體背部的皮膚病灶，也未得到正確診斷，以致抗生素治療選擇不適，結果也對醫病雙方造成傷害。

古人有句常用的問候語：「別來無恙」！

「恙」或可解釋成「憂」：但有一說法是古人生活環境多草木，工作時被恙蟲咬傷並不罕見，而恙蟲咬傷在古時因無有效抗生素治療，死亡率奇高。縱使在醫學發達的今日，若沒有快速正確診斷，致死率依然超過五成。但若可以及早發現皮膚焦痂，恙蟲病診斷不算太困難，選擇適當的抗生素，其治癒率就可高達九成以上。

若時空背景換做今日，醫院內感染專科醫師的充分配置，提早介入協助，很可能結果大不同。二十多年前，莫說偏遠地區的醫院，醫學中心也未必有足夠的感染專科醫師，外傷病人只要接受了手術，其後續醫療問題則多由手術醫師負責處理。

醫學的進步，其實不只是新技術新藥物的發展快速，自SARS過後，醫療體系對某些特殊科系，人才培育的重視，與強調團隊的會診合作，才是造就了今日醫療進步的重大原因。

11

病院的急救密碼

若你經常到醫院，有可能會注意到醫院會對全院廣播一些數字組合，那通常是只有院內醫護同仁才了解的代碼，目的是要傳達一些重要，而且需要緊急動員的訊息。

後來各醫院對此等緊急狀況的用語漸趨一致，也就形成了醫療人員間的「行話」。這其中最常聽到大概都是三個數字的組合，例如：「333」、「555」、「666」、「777」、「888」、「999」等。這些數字組合，又屬「999」最常被應用。相信有些讀者也想到了，「999」音同「救！救！救！」。應該是呼喊要CPR，要支援急救了。

一點兒都沒錯，醫院某單位若發現病人心跳呼吸停止，通常就會廣播「999！XX病房X床」、「999！美食街XX餐廳」、「999！地下停車場」，只要有病人走動的地方，就有可能。這種狀況下，病人不可能等到病床推來，小心翼翼地將病人搬到床上，再推去急救單位做處理，基本上就是要先就地急救。而全院廣播的目的，是讓身處附近而沒有進行醫療任務的醫護人員，就近趕去支援協助。（在院內，病人甚至家屬倒在停車場、餐廳、公共廁所等非醫療場所的案例時有所聞）

有一次查房時間，我正穿梭在醫院大樓的樓梯間，就聽到連續廣播「999！」，「999！XX病房走廊」。我一聽XX病房走廊，不就是在我樓上，我剛剛查房離開的病房走廊嗎？我立即掉頭跑回去。

快速衝到病房走廊，現場已經圍上了一群人，但多半是同層樓病室內衝出來看熱鬧的病人和家屬。

倒在地上的一位男性，身上穿著的是一般人衣物，而不是住院病人的服裝。該病房護理站的護理同仁已經先行抵達，神情顯得十分慌張，正在給予甦醒球（CPR過程中常用到的急救物品）輔助換氣處理。

而我，是第一位到達急救現場的醫師，當下自然不知道發生了什麼事，先立即確認倒地的男性有無意識？有無心跳？有無呼吸？經快速確認無心跳呼吸後，立即給予CPR並指揮現場護理同仁協助。

我邊急救著，邊詢問護理人員這位是住院病人還是病人家屬？有其他陪伴在旁的家屬嗎？

護理同仁告訴我，他是一名剛剛辦好出院的病人，病人本身還是一名資深的醫師，家屬目前剛好都離開了，不在病房。聽到這兒，我瞬間了解了為何先行抵達急救的護理人員，剛剛顯得那麼緊張了，而我也為這剛辦好出院手續的病患及他的主治醫師擔心起來。

護理同仁接著告訴我說：「病人心肌梗塞住院，心導管也很順利完成，術後病情基本上是很穩定的。」

因為病人本身是醫師，不太想待在醫院裡太久，於是他和主治醫師商量後，希望今天辦理出院，並強調自己了解自己的身體狀況，可以返家休息自行觀察。主治醫師雖認為過早，但和病人討論過後，確信病人的醫學知識足以了解後續觀察的症狀變化，也就同意了病人的意見。

急救過程不到十分鐘，病人的心臟科主治醫師也趕了過來，接手了後續急救，還邊想著這突發狀況的原因。後來證實病人發生了較少見的心肌梗塞後嚴重併發症，因心肌梗塞引起了心臟重要瓣膜肌索的斷裂。病人邊急救邊送入開刀房，由心臟外科醫師行緊急開心手術修補。

「9！9！9！」這些在各醫院內響起的不受歡迎的代號；下一個代號背後等待被急救的病人，又會是誰呢？

哪怕是一生立志救人的醫師，也躲不過命運的安排吧！

12

醫師心酸誰人知

急診室最怕遇到連續假期與過年，這時候醫院的門診休診、診所不開，病人若有醫療需求，不論疾病大小，緊急不緊急，也只能湧入急診室。通常在這連續假期期間，急診室醫師從上班開始，到下班十二小時間，可能連站起來喘口氣的時間都沒有。但上班十二小時間總會感到飢餓，該怎麼辦呢？通常醫護同仁也只能趁叫號空檔片刻，趁機轉個身，找個角落，拿起便當快速扒幾口飯，再急急忙忙地出來看診，結果有位同事因此被病人投訴了。

原來，這名同事剛看完一位病人，肚子咕嚕咕嚕的叫聲再次提醒他該吃點東西了。多年急診經驗早練就了掌握時間的功夫，轉身拎起便當，時間緊湊，就狼吞虎嚥大吃了幾口。然而才沒吃幾口，外面護理師的催促聲就響起，只能暫放下還沒吃完的便當，先將嘴裡的食物絞碎，讓它可以通過喉嚨。

同仁衝了出來，嘴巴仍在咀嚼著，當然更沒注意到臉上和嘴巴邊有幾粒飯粒黏在上面。病人進來，應該是等候看病的時間過久，心情有點兒不悅，再看到醫師嘴角有飯粒，覺得醫師儀態不好、不夠專業。

病人兩眼不動地盯著醫師看，同仁似乎意識到了什麼，不自覺地摸了摸嘴角，在摸到飯粒後，似乎就是憑反射動作將摸到的飯粒送進嘴裡吃下肚。病人其實也並非什麼緊急大病，典型的門診型疾病，來急診只不過是年假期間別無選擇罷了。

年假結束，院長信箱就接到一則投訴，內容說「貴院急診科醫師看診的時候嘴巴嚼著飯，邊吃邊問，極度不專業，臉上還黏有飯粒，讓我的就醫經驗感到非常噁心。」

院方了解連續假期間醫師看診忙碌的難處與無奈，但也苦於人力的安排；為了讓急診醫護同仁過年也能有三至四天的連續假期，多年以來都是將人力分成兩組，以大年初二為分割點，大家輪流上班。（醫療界過年排班的潛規則是：結了婚的人員犧牲和家人吃年夜飯，保留初二回娘家的機會；沒結婚的人員則和家人吃年夜飯，初二開始上班，滿足需要回娘家的同事需求。）但這也導致上班人力不足，難以因應醫院門診和基層診所休診而帶來的爆量病人。

其實院方和看診醫師當然都知道病人所反映的感受絕對真實，也知道病人反映的看診過程非理想的互動，但醫師絕對無意對等候看診病人表示不尊重，只是年節這樣非常時期，只期望雙方可以互相多些鼓勵，多些體諒。

另外還有些醫療糾紛案件，也讓醫療同仁感到無比無奈與難過。

另有一位同仁某天突然接到衛生局的醫療爭議調處通知單，醫師通常接到這類通知單難免忐忑不安，想說是不是有醫療疏失，造成了病人的傷害？後續是否會面臨司法訴訟？

到了調處日子，雙方到場後開始進行調處。

主席就請病人先描述自己的狀況與問題，這時只見病人理直氣壯地指責醫師說：「我去看醫師時是吐，醫師和我說是急性胃炎，他開藥給我吃，不料我回去吃了醫師開給我的藥物後，不僅嘔吐沒改善，反而出現了腹瀉症狀，害得我兩天無法上班，這若不是誤診，就是藥物有問題；我請求醫師賠償我兩天的薪資損失……」

醫師在一旁聽完了之後，心中覺得好氣又好笑，但起碼心中忐忑不安的焦慮稍微解除，因為顯然不是誤診。

醫師在調處庭上解釋道：「急性腸胃炎的症狀出現順序並非一成不變，有人先吐再拉，也有人先拉再吐，這都很常見，是急性腸胃炎很普遍的病程發展。」

這時病人又反駁醫師的解釋，「你那天明明就說是急性胃炎，怎麼現在又說是急性腸胃炎了？若不是誤診，就是藥物有問題……」堅持主張醫師必須賠償其兩天無法上班的損失。

工作中的辛酸與無奈，各行各業都有，相信醫療人員偶爾遇到的心中委屈，也絕非最酸最苦。大家從形形色色的病人抱怨投訴中，思考改進，探索成長之路，但願有天當自己角色轉換成病人或家屬之時，不忘線上工作同仁的辛苦，主動展現諒解，傳達溫暖。

13

幸運極大化

每年十二月，我們習慣稱它為「尾牙月」，因為各公司行號大多選在這時犒賞員工一年的辛勞，舉辦大型尾牙餐會，急診室也因這些活動的同一時間舉辦，一些和冬季飲食相關的疾病，或和酒精引起的意外，也就多了起來。

一位營業員那一年可能是業務績效表現良好，餐會上很多長官和同事輪番與他敬酒，他也就喝多了，據說餐會未結束就嘔吐多次。餐會結束如廁時，不小心跌倒，被同事送到了急診室。

病人顯然喝了不少酒，意識雖然清醒，但

到院期間一直請同事帶他去廁所，嘔吐了幾次。病人雖然喝了酒受了傷，但業務員的訓練本能似乎沒受影響，仍然十分有禮貌，對自己嘔吐的行為頻頻向護理同仁和醫師說抱歉，不斷地說這樣吐讓大家都困擾了。

醫師幫他安排了一些檢查，頭顱X光與神經學的檢查初步判斷亦無明顯異常，但因病人跌倒撞擊到頭部，而且酒後仍不時嘔吐，風險尚存，於是建議病人留院繼續觀察。

約莫晚上十一點左右，家屬也趕到了醫院，醫師對家屬做了說明，希望家屬陪伴同時，也一起協助醫療團隊觀察病患的後續狀況。

午夜，醫護團隊進行交接班時候，發現病患嘔吐反射仍然持續中，而且不知是酒精作用，還是頭部受傷使然，病人開始變得嗜睡，反應也變得較差。醫師開始覺得這情形不太對勁，於是立刻安排做電腦斷層。果不其然，腦內發現了出血，而且那種出血型態，稱為「硬腦膜上出血」，這在眾多腦出血型態中，變化是最迅速的。

醫師看到血塊出現，心中不免緊張了起來，馬上聯絡神經外科醫師，通知開刀房，準備進行緊急手術。就在等待手術的過程，病人從清醒到半清醒，再到半昏迷，變化猶如教科書的描述，十分快速，不到一小時內，病患已陷入深度昏迷。

神經外科醫師已經抵達醫院，可是同時間開刀房因有另一位病人手術尚在進行中，無法替這位腦出血的病人立即安排手術。（許多醫院大夜班人力編排只會留下一組人力，因大夜班不會有常規手術進行，且一年中同時間發生兩例緊急手術的機率很低。）機率很低不代表從不會發生，當下遇到的難題就像中了彩券，機率不高但是實實在在的發生了。腦出血病人意識快速惡化，需要立即手術，不然即將喪命。

這時只見神經外科醫師當機立斷，決定在沒有手術室專業護理同仁協助的狀況下，讓麻醉科醫師進行麻醉，接著醫師獨自一個人消毒、鋪單，同時間兼做手術醫師和護理的工作。神經外科醫師熟練地先將病人的頭蓋骨鋸開，切開病人的硬腦膜，瞬間血水湧出，快速升高的腦壓得以釋放，病人也幸運地暫從鬼門關前一步打住。

另一間急診手術進入尾聲，護理人員不得片刻休息，馬不停蹄的換裝轉台，緊接著協助神經外科醫師繼續進行開顱手術，慢慢地將血塊清除。

說起來這病人確實比較幸運，術後恢復也順利，出院時沒有留下任何後遺症。（硬腦膜上出血，病程進展快速，若不緊急開刀清除血塊，致命率很高；但若能即時手術取出血塊，術後預後情形也較其他腦出血型態好得多。）

發生在醫院這麼多的搶救案例裡，並不是每個個案都能如此幸運，得到同樣完美結局。或許有人會質疑，診斷過程是否有延誤？院方人力安排是否妥當？醫院是否因經營成本考量置病人安全不顧？

醫療環境尚需努力改善的環節當然很多，其中有些涉及醫療政策、勞工權益、醫院外部評鑑、醫界自我要求、同儕學習等多重因素互相影響。

還記得許多年前，國內某醫學中心的醫療糾紛新聞，案例與本案的遭遇如出一轍；一名婦人跌倒後去醫院，意識清醒、起初抱怨噁心、想吐，同樣在醫院觀察期間，意識改變，陷入昏迷，後也被證實了是「硬腦膜上出血」，院方雖調動人力為其行了緊急手術，但很遺憾的是婦人並未清醒，術後也因眾多併發症而過世。

醫療糾紛官司纏訟近十年，無論是醫師還是家屬，相信都受盡了折磨。

一個人一生，總會被幸運之神眷顧幾次吧？

我們永懷感恩的心，分享幸運之人的喜悅，也為所苦的人哀悼！

14

怪獸家長急診現形

小朋友感冒發燒被家長帶來看急診十分常見。

絕大多數小朋友的感冒，如果活動力、精神都好，食慾也不差，其實未必需要藥物治療，多喝水，多休息即可。若發燒帶來明顯不適症狀，可以服用一些藥物，改善症狀，減少不適感，也就是俗稱的「症狀治療」。返家後針對照顧的家長，給予完整的衛教內容，提醒注意事項反而比兒童吃藥更為重要。

某次看診，年輕媽媽帶發燒的孩子來就醫，經評估過後，小朋友不嚴重，單純的感冒合併發燒。這名年輕媽媽顯然很擔心小朋友之前的經驗，過去這名小朋友曾因發燒過久不退，後來引發支氣管肺炎住院。看診過後，年輕媽媽再三囑咐醫師，藥物要開好一點的，還說：「自費的也沒關係！貴一點也沒關係！拜託藥物開好一點的！」

診療結束離院時，家屬會有一張醫療費用明細表，上面會清楚列出所有費用的明細，如掛號費、診療費、藥費、藥師調劑費等等，哪些項目是健保支付，哪些項目需病人負擔，全都清清楚楚。

小朋友因為不是嚴重疾病，也不需要太多的藥物，需要的只是前面所提及「症狀治療」的退燒藥物，止咳藥物，最多就是再給予幾顆退燒肛門塞劑備用。這些藥物其實很便宜，兒童用量也很少，所以費用明細表上藥費欄位註明的是：「八十元」。

年輕媽媽領了藥，正準備離院返家之際，赫然發現了明細表上的藥物費用「八十元」，想起剛剛在診間對醫師再三的提醒，她認為醫師不僅沒有開立自費較好的藥物，甚至連健保藥物也選擇開立了這麼便宜的藥物，醫師顯然沒有將她的交代放在心裡，頓時一股心中怒火衝上腦門，接著朝診間直奔而去。

年輕媽媽也不管診間有沒有病人正在看診，推開了門，將藥物丟往醫師看診桌上，理直氣壯地質問醫師：「醫師你為什麼開這麼爛的藥給我小朋友！」

醫師應該被這突如其來的狀況嚇到了，回過神後問道：「這位媽媽有什麼問題嗎？」

媽媽更為盛氣凌人：「你認為我家小朋友的身體只值八十元？」媽媽繼續抱怨，甚至是嚴厲地指責著醫師。

醫師雖感覺到莫名其妙，像是被雷連續轟頂，但還是耐心向媽媽解釋：「媽媽先不要激動，現在小朋友的狀況看起來就是一般的感冒，他的活動力也不差，我幫小朋友開了幾顆塞劑，各家醫院確實使用的藥不同，價格多少有落差，但我絕對不是有好的藥物選擇，卻不開給小朋友……」

醫師苦口婆心地解釋給媽媽聽，但媽媽似乎是連一句都聽不進去。講到後來，年輕媽媽是越講越生氣，把診間的門一甩，丟在桌上的藥物索性也不要了，出去前還留下一句：「我們去別家醫院看！」

關於孩子發燒送急診，要特別說明：若是三個月以下嬰兒發燒超過三十八度；任何年齡發燒超過四十一度且意識不清、持續昏睡、頭痛、嘔吐，身體抽搐等狀況發生，就請務必馬上送醫，孩子必須要送急診時，有幾點請提醒家長。

❶主要照顧者陪同就醫：孩子年紀小，難以清楚表達自身狀況，所以最好由清楚孩子狀況的主要照顧者陪同。請陪同者務必冷靜回溯並記錄孩子發病過程，以利看診醫師迅速掌握狀況，例如「何時開始發燒」、「體溫變化」、「有無用藥」，小嬰兒還要記錄「奶量」、「尿液」、「糞便」等。

❷急診非先到先看：急診室著重解決急症，因此醫護人員透過客觀的檢傷評估，依緊急程度安排看診順序。理解家長心疼焦急寶寶的心，但還請聽從醫護人員指示。補充說明：急診醫師屬於急診醫學科，主要是最短時間協助傷患脫離險境。

當孩子狀況較為複雜，急診醫師確實可能無法馬上明確提供病症資訊，後續轉至兒科門診追蹤，方能釐清孩子詳細狀況。

❸要有住院準備：急診後依程度會有不同處置，也許是能無事回家，也可能留院觀察。因此請陪同者出發前可以帶上孩子必需用品：例如嬰幼兒健康手冊、錢包、手機、奶粉奶瓶、必需藥品、換洗衣服等。

真心呼籲，爸媽帶孩子到急診室，一定都是心急如焚，但為了孩子的健康，請務必冷靜回溯孩子傷病狀況，以利看診醫師迅速掌握狀況。過程中也請配合專業醫療人員指示與檢查建議，唯有醫病節奏一致，方能使看診效率提到最高。

現在社會醫療服務產業化日漸普遍，也難怪民眾將醫療行為視作一般服務業的比例也越來越多，病人在診間質疑醫師的判斷也成了日常。

醫療並非不能視作服務業，但起碼也是一種特殊的服務業，基於對專業的負責，相信絕大多數的醫師們，一定都是從最有利於病患健康的角度來作出判斷。

有人教育醫師，「你若尚未成為病人前，就無法體會病人或家屬的痛苦與擔憂。」我可以理解這句話背後的涵義，角色互換，設身處地，是良好溝通的基礎。醫師終有一天會成為病人或家屬，但病人或家屬可能不太有機會成為醫師。

然而設身處地，角色互換何其容易？希望能透過這些故事的分享，彼此互相了解，互相學習。

15

疾病只挑時間不挑人

早上十點多，救護車送來一名病人，一位五十幾歲的男性上班族，抵達急診時已經是深度昏迷，呼吸型態極度不正常，那是呼吸將要停止前的呼吸型態，我靠著本能的反應立即插上氣管內管，接上呼吸器，安排盡快做電腦斷層掃描。

太太緊跟在救護車後面，也趕到了醫院。我重點式的病史詢問：平時是什麼狀況？今天早上有無發生特殊事情等等。

太太慌慌張張地回答說：「我先生上班時間很長，為了健康平時都有運動習慣，每天早上六點起床，去公園小跑步、散散步。這樣簡單運動後，回家吃完早餐就去上班。」

太太思索一下繼續說：「今早起床他有說過身體不太舒服，頭暈且有點頭痛，我說那今天就不要去運動，多睡多休息一下再上班吧！」

太太回憶自己早上做好早餐，但因先生頭暈頭痛沒有胃口，想要多睡一下，說時間到了會直接起床去上班。當時先生說話時意識清楚，也未見其他異狀，於是太太陪小孩吃完早餐，送孩子上學，自己就準備去做生意。

要出門前，看到先生還躺著休息，不忘再次囑咐多休息，若真不舒服，就請假休息一天吧。接著太太也就趕著出門做生意，大概十點多，趁著中間空檔時間，太太回家再看一下先生，看看他有沒有比較好，結果回去一看，發現先生叫不醒，快速撥打了一一九，送來醫院。

斷層掃描結果出來，發現在小腦處有非常大一片的出血。

小腦出血有幾個特性，因為小腦並非直接掌管人們意識，故出血初期通常意識是非常清醒的，但又因小腦緊鄰腦幹，若血塊突然增大，有可能會直接壓迫腦幹，讓生命徵象如脈搏、呼吸、血壓快速惡化。

另外小腦是重要的平衡中樞，若出血極大可能會立即影響平衡感，導致起身就會頭暈，並伴隨嘔吐。因此平常有高血壓的病患，若你有突發性頭痛，同時伴隨平衡感變差、嘔吐等情形，要特別小心。

這名先生送院被立即安排了開顱手術，所幸是保住了性命。

這裡有個很重要的延伸健康概念跟大家分享：一般民眾非醫護人員若出現了一些常見的神經症狀如頭暈、肢體麻木感等等，到底是不是中風？要不要立即掛急診求助呢？（人若意識不清，肢體明顯無力或功能喪失，通常不會耽擱就醫時間；但若意識清楚，症狀又不是太明顯，很多人會猶豫自我觀察一段時間，也因如此，常常錯失了很多治療的黃金時間。）

向大家介紹一個簡單的檢測，三個動作：微笑測試、舉手測試、言語測試。

首先是「微笑測試」，是讓受測者微笑，看臉部的左右抬頭紋、魚尾紋、法令紋三處，看是否兩邊對稱。如果有明顯不對稱，這就要小心，雖然不一定是中風（部分是周邊顏面神經麻痺），但中風的可能性是相對的高。

第二是「舉手測試」，中風者一般覺得全身無力，但最常見的大腦中風通常會有一側更加明顯。要求受測者雙手舉起，可方便比較。若一側下垂，或雙手舉起時肩膀隨之傾斜，這極可能是肢體無力的肩膀代償表現，這些都是腦中風很重要的徵兆。

最後「言語測試」是讓受測者連續唸多個字串（通常可要求唸七～十個字），但也別太複雜如繞口令。比方說「二零二二年十二月十日」，受測者重複唸出，看受測者是否有構音問題或無法順利唸出，同時和平常的應對做比較，是否存在表達困難或遲緩。這裡的重點是不是讓受測者回覆簡單的問題，因為純粹答「是」、「不是」、「要」、「不要」這樣簡單的回覆，是不容易發現異狀的。

透過這三種測試只要其中一項出現不正常，根據統計中風機率達三成。如果兩項不正常，機率達七成。所以當老人家早上起床，若有發現異常，想要做基本的評估，可以透過這三個測試進行簡易評估。

順便提醒大家，年長者若本身即有慢性病如高血壓、糖尿病、其他代謝症候群或心臟病等，任何急性表現的神經症狀都建議儘早看醫師，畢竟有些隱形不容易察覺的表現，還是得靠專業的醫師協助。

16

最棘手的病患家屬

一位急診專科醫師的訓練不只有面對疾病和病人，如何在最短的時間內，和病人或家屬建立關係，取得信任，也是訓練過程中非常重要的一環。

曾經診治過一位老太太，和家屬的互動過程頗為曲折，印象深刻、難以忘懷。

家屬因為母親多日未進食，身體益顯虛弱，經由救護車送來醫院。他們的目的，單純是希望醫院幫母親打些點滴，補充點水份營養後，再帶母親返家中休息。

老太太抵達急診時，未描述哪裡有明顯不適，但血壓明顯偏低，神智也略顯嗜睡，皮膚及粘膜狀態也呈現嚴重脫水情況。老人家此等表現，原因眾多，從單純的嚴重脫水，或潛在性的嚴重感染，敗血性休克，心臟功能衰退，心因性休克等等皆有可能。

老太太被推進了急救室，接上了生理監測儀器，而我把陪伴的家屬請了進來，一一說明解釋著老太太嚴重低血壓背後可能的複雜病因。

詳盡的說明並未取得家屬們的認同，而且複雜的鑑別診斷也可能大大出乎了家屬們的認知範圍。他們認為不就是一個簡簡單單的幾天沒進食，脫水而已嘛？怎麼被醫生說得好像母親罹患重大疾病，即將不久人世似的？

我從他們的眼神，以及其中幾位的肢體動作看得出來，家屬的情緒從不信任甚至顯露出一些氣憤，他們或許有人認為我在詛咒他的母親吧？

我請他們先在急救室門外稍候，讓我們儘快做完評估與穩定母親的血壓。在門縫中，我看到他們圍著一個小圈圈討論著，其中有人雙手叉腰，有人緊握雙拳。我聽到他們正在討論著是否要轉醫院，不要給我這位素未謀面，第一次幫他們母親看病的急診醫師診治。

第一份抽血檢驗報告出來了，老太太白血球及其他發炎指數異常升高，而且經過一些點滴注入，老太太的血壓未見反應，老太太極可能面臨了嚴重的感染——敗血性休克。

我再次將家屬請進了急救室，說明檢驗報告結果及可能的診斷，而且我建議要使用上升壓劑（俗稱強心劑），以快速回升老太太的血壓。

其中幾位家屬，再也按捺不住心中的疑惑，大聲的質疑問著：「醫師，我媽媽就是幾天沒有吃飯，你憑什麼說她是敗血症？（病人常常將嚴重感染的敗血症誤認為是俗稱血癌的白血病）她真的有這麼嚴重嗎？你對診斷有把握嗎？」家屬質疑的同時，我看到他們的雙手緊握，那是一種極度不信任，憤怒反應，甚至是醫病衝突的警示動作。

醫師的專業養成過程中，信任關係建立，衝突處理訓練等等技能，急診專科醫師是除了精神專科醫師之外，最重視的科系之一了。謙卑的態度，再三的解釋，以及換位思考的心境模擬等等都是要點。我，也不時提醒自己，不要忘記師長的教導。

老太太的血壓開始出現變化！

在適量點滴給與後，輔以升壓劑，抗生素治療，老太太的血壓逐步回穩，老太太的意識也跟著好轉了起來。這有些出乎我的預期，她的反應比我預期的快，也比預期的好。

我又把家屬請進了急救室，和他們解釋說明著治療後的變化，而家屬也輕易地發現，母親不僅精神比前些日子好太多，還主動開口要水喝。

原先雙手叉腰、抱胸、握拳的家屬此刻不見了，從他們含蓄溫和地感謝中，我看到為人子女的心情轉化：因母親病情嚴重，內心自責是否延誤了母親的送醫時間，而表現出對醫療團隊人員的憤怒，甚至不信任；當母親病情好轉，又對於自己先前失禮的言行，有份掩藏不住的歉意。

突然間，有位比我年長多歲的家屬，在我面前雙膝跪下，他雙手緊握著我的手，一直向我致謝，且稱讚我：「醫師，你真是神醫啊！謝謝你救了我的母親。」

「先生，請不要這樣，快快請起。」我心裡明白，老太太的病情若說已經脫離險境，尚言之過早。老人家的病情起起伏伏，甚至看似好轉但突然惡化者也多有所見，家屬這種跪下致謝的反應，讓我備感壓力。

我獨自心裡琢磨著，因應眼前這幾位情緒表達過於強烈且直接的家屬，可能比對付老太太的疾病還要來的困難。

需要同時費心面對疾病和家屬，不是第一次，也不會是最後一次，但遇到傳遞壞消息時就雙手握拳、插腰、抱胸；告知好消息時又會出乎意料地下跪致謝，這還是第一次的經驗，也希望是唯一一次的體驗。

17

意外跟明天哪個先來

最近因為疫情嚴峻，我在臉書上發現有許多好友寫著「意外與明天哪個先來」這當中對人生無常的感觸溢於言表。

急診室總是醫院中最忙亂的地方，身處其中的每個人都像顆陀螺一樣，轉個不停。

那天，也不例外。

當救護車抵達，雙扇門被打開，擔架被匆匆忙忙地推了下來，大家看到的第一幕景象，是被全染了紅的床單。躺在擔架上的，是一位中年男士，他被直接推進了急救室。

他的呼吸，幾乎快停止，大家都知道那是一種瀕死前的呼吸。監測儀器上也急促地發出了一些警訊，他的心跳異常的快，血氧濃度則異常的低。

緊急救護員還來不及擦乾淨身上的血跡，就先急著和急診的護理同仁交班：「這是一位摩托車騎士，被車子撞擊後拖行了一段距離……」醫師和他的助手專科護理師則沒時間聽緊急救護員說了什麼，因為，緊急插管正等著他們呢。

急救過程並非一帆風順，病人的血壓，就像和你玩起了捉迷藏，忽隱忽現，這也讓病人無法離開急救室，進行下一步詳細的斷層檢查。病人的自主呼吸則完全退場，呼吸器正接替著肺部的工作，醫療團隊大家心裡有一個共同的問題，他的家屬被通知到了嗎？

大家聽到了急救室門外的哭喊聲，一位中年婦女和一個小女孩被護理同仁帶進了急救室。中年婦女一進急救室，幾乎同時跪了下來，她用跪姿爬近了病床邊，哭喊著先生的名字，無法相信眼前所看到的一切。當下她似乎關起了自己的耳朵，對於醫療人員對他先生病情的說明，或過往重要病史的詢問，一概沒有回應。

小女孩則展現了超乎大家想像的冷靜與成熟，不僅替她媽媽回答醫療人員的問題，還不時在媽媽耳邊輕聲地叮嚀著：「媽媽，妳要加油！媽媽，你要堅強！」

先前和醫療團隊玩起捉迷藏的血壓，似乎看到家人的到來，也逐漸露出了它的身影。血壓逐漸穩定，醫師安排了全身的斷層掃描檢查，結果雖然不出我們所料，但意味著奪去了太太和女兒最後的希望。嚴重的腦損傷，異常增高的腦壓和瀰漫散開且無法手術的腦出血，幾乎注定了這對夫妻的命運。

「怎麼會這樣？怎麼會這樣？出門的時候，不是還好好的，一切都正常嗎？」

守候在加護病房外面的太太，依然沒有回到現實的世界，機率渺茫的想像，可能是支撐她現在唯一的力量吧。她不斷地在問自己：怎麼會這樣？出門時不是一切都好好的嗎？

加護病房的醫療團隊，發現病人的瞳孔放大而且沒有反應，評估了其他重要的腦幹反射，也都一一消失，病人其實已經處在腦幹死亡的狀態。

此時加護病房的重症專科醫師面臨了一個他們熟悉但不容易面對的難題，同時也肩負了一個任務在身。所謂的難題，是如何真實地告知家屬病情，告知病患已經腦幹死亡，而這也等於破滅家屬最後的希望；另一項任務則是如何有技巧的主動探詢，病人是否曾有器官捐贈的意願表達。

呼吸器規律的運作著，心跳監測器也平靜了下來。眼前的景象，不再是剛受傷時在急救室血淋淋的畫面，病人被清洗得乾乾淨淨，看似睡著了。

太太和女兒被請進了加護病房的床邊，此時除了醫師，床邊還多了幾位專業人員站在家屬的身旁。他們是緩和醫療團隊的人員，就如同他們的職稱，有他們在，事情就會「緩和」些。

太太似乎知道了醫療團隊人員要和她們說什麼，她禮貌地鞠躬致謝，輕輕地點頭向每位人員致意，但嘴巴還是在喃喃自語，問著：「就這樣結束了嗎？他昨晚還和我提起了暑假帶小朋友去旅遊的計畫，難道『意外』真的比『明天』先來了嗎？」

18

第三方意見

相信所有人都有看病的經驗，甚至有同一個病看好多位醫師的經驗，你有沒有遇過兩個醫師給你的治療建議是截然不同的經驗呢？

當醫師給的建議和病人的期望與認知有很大差異或根本不同時，病人通常就會尋求第二意見。例如是開刀較好還是不開刀較好？到底吃藥好？還是繼續觀察一陣子？

當第二位醫師給的意見和第一位相近時，相信你的心情是會比較安定的，也會比較有信心地去接受接下來醫師幫你擬定的治療計畫。但若第二位醫師的建議與第一位醫師南轅北轍時，病人在這狀況下，不僅不會減輕疑慮，反而會無所適從。

有次我負責看診時，約午夜時分，有名婦人帶著她的母親來掛急診，告知我們她母親有膽結石。當病患提供病史，我們自然會優先從該方向去做檢視，詢問疼痛的位置，老婦人回覆是右上腹疼痛，從過去有膽結石病史去判斷，我先詢問病人是否在進食後，肚子痛的狀況會變得比較明顯？腹痛時是否有噁心想吐的感覺？一番詢問後，發現老婦人的癥狀皆與膽結石相吻合。

接著我們看了看老婦人先前的就診紀錄，發現老婦人在我們醫院看過腸胃科門診，腸胃內科醫師曾經建議老婦人做內視鏡取石手術。因為某些結石已經掉到膽管裡面，造成膽管部分阻塞，容易導致膽道炎，因此腸胃內科醫師給了內視鏡取石手術的建議，也安排好住院日期，其實就在隔天。

也就是說，已經有醫師安排了老婦人隔天住院做內視鏡取石手術，那她為何在手術前一晚還來急診？是因為腹痛突然加劇嗎？

原來老婦人女兒帶媽媽來掛急診，主要目的是想取得第三意見。這意思是雖然腸胃內科的醫師已安排了內視鏡取石手術，家屬也曾徵詢了第二意見，今晚，他們是想趁在手術前再徵詢第三意見。

到底是什麼原因，讓病人及家屬在徵詢了前後兩位專科醫師的意見後，還需要在手術前的一個夜晚，跑來急診室徵詢第三意見呢？

原來，第一位專科醫師發現老太太的膽囊結石，有部分剝離的小碎片掉落在膽管內。醫師擔心膽管阻塞會造成急性膽管炎，而這種感染，對老太太來說是有一定風險的。因為老太太的年紀大了，醫師雖然知道膽管結石的來源是在膽囊，但膽囊結石的處理必須要靠手術摘除整個膽囊。醫師分析了老太太接受手術的風險與好處，最後擬訂了比較保守的治療方法，建議老太太只做內視鏡取石就好。

家屬在徵詢第二意見的時候，可能遇見了一位比較積極的專科醫師，該專科醫師評估老太太雖然年紀大，但應該尚可承受麻醉手術的風險，故第二位醫師建議老太太直接行膽囊摘除手術，永絕後患。

兩位專科醫師給的建議相距甚遠，家屬雖然希望媽媽的病因可以根本解除，但也擔心麻醉手術的風險，對年邁的母親是否承受得了？雖然他們最後決定了先進行風險較低的內視鏡手術，但可能沒熬過內心的疑惑，仍然在內視鏡手術執行的前一晚，帶著母親，跑到了急診室，希望能夠在這兒尋求到第三意見。

當我了解了家屬的來意，也安排了一些基本檢查與超音波評估，我發現老太太雖然膽道有輕微擴張，但也沒有達到完全阻塞的程度。黃膽指數與發炎指數目前皆在正常範圍內，故老太太目前還單純是一個膽道部分阻塞，但尚未有急性膽道感染或急性黃膽的危急機狀態中。

我向老太太及家屬整理說明了當前檢驗檢查的報告，也告知先前兩位醫師的建議雖然不同，但各有其道理。第一位醫師擔心麻醉手術的風險，故建議先解決膽道部分阻塞的問題，其優點當然是避免了風險較高的麻醉與手術，但因根本原因尚未解除，仍然會有再次阻塞或急性阻塞的併發症出現。

而第二位醫師則認為，老太太整體的健康狀況可以面對專科麻醉及手術的風險，所以建議了比較積極的治療方式，就是直接將膽囊與膽結石完全摘除，根本治療。

這其中沒有絕對的對與錯，差別在於風險評估的結果不同，而家屬或病人自己對風險承擔的心理準備，可能沒有在討論診療計畫的過程中，被充分徵詢或表達，以至於在決定好了治療方針時，家屬心中仍然充滿了不安與疑惑。

或許，病人及家屬、第一位專科醫師、第二位專科醫師，大家都很忙，以至於三方意見無法在同一時間共同討論表達。

如果三方可以在同一時間一起坐下來，把自己的想法以及考量，充分表達，有問題直接提出，我想這樣診療計畫應該會更符合病人或家屬的內心期望。

我們在臨床上偶爾還是會遇見侵入性治療同意書都已經簽立好了，但家屬和病人心中依然充滿了疑惑，在手術前的最後一刻，做了反悔撤銷了手術同意的決定。

在醫療的專業領域裡，醫病雙方本就不屬於同一個理解範疇。

常常醫師認為病人理應了解的，病人其實未必全然了解，而病人內心所惦記著的，也未必是醫師必然想得到的。

醫病溝通，這其中仍然有很大的空間，讓我們共同努力來學習，改善。

Chapter 3

疫情下的真情實錄

01

謙卑的力量

「看好了，世界！」

「臺灣人只示範一次。」

原本只是防疫初期一位普通素人的驚世豪語，沒想到被社群媒體，甚至被政治人物大量轉傳，瞬間人人朗朗上口，全臺人民對抗疫充滿無比信心。多數國民律己律人，處處可見自我封城的景象，莫說解除三級警戒，「清零」，對半個月前的國人來說，似乎信心滿滿。

相互激勵，互相打氣，在這疫情重啟之時，十分重要！

但若過度自信，遺忘了大自然法則，甚至沉溺於過往短暫的成就，不僅會被國際媒體數落，到頭來，我們也會和他國一樣，無可避免地嘗到同樣的教訓，被迫走完相同的旅程。

工作上，因身負整合院內防疫工作的人力調度和資源的任務，每天都有開不完的應變會議，身處壓力下，最能考驗一個人的修煉與能力。

在幾次會議中極為不智的反應，不僅讓自己的缺陷顯露無遺，更是讓夥伴們受到傷害。

大家生活中除了防疫，還有更多珍貴的東西。

每天中午，應該靜心沉澱幾分鐘，自我反省，記載一下心情，這是為了讓明天更好！

「……好學，不遷怒，不二過……」從小被教導的訓言，不知道什麼時候能夠做得到。此時此刻，也好想發下豪語……

「看好了！夥伴，我只『錯誤示範』一次：遷怒、二過。」

#謙卑謙卑再謙卑　#不遷怒不二過

02

臺灣疫情走到關鍵點！

是穩定控制下降？還是一波接著一波？現在我看是沒人敢預測……

但我想每個人心裡大概都明白，政治角力，在這場防疫大戰中，仍猶如鬼魅般侵蝕著多數「人物」的神經中樞。

自古以來，人類的「權力慾望」，就遠比病毒可怕。

收起嚴肅的心情，輕鬆面對網路笑話一則。

不知您看的是……笑話？還是肖話？

《網路笑話》

一個住在俄國的猶太人獲准移民到以色

列。當他準備搭機離開，俄國海關在他的行李發現一尊列寧雕像，海關問他：「這是什麼？」

猶太人說：「這是什麼？同志，你的問題問錯了，你應該問的是：這是誰？這個人為社會主義奠基，為俄國人民創造繁榮與未來，我帶著他，是為了時時不忘我們曾經歷過的輝煌。」

海關肅然起敬，說：「沒問題了，先生，一路順風。」

抵達以色列後，特拉維夫機場的海關也發現了那尊雕像，問：「這是什麼？」

猶太人說：「這是什麼？長官，你的問題問錯了，你應該問的是：這是誰？這個人是列寧，就是這王八蛋讓我這樣的猶太人不想繼續待在俄國，我帶著他，是為了天天詛咒他。」

海關說：「真是抱歉，先生，歡迎歸國。」

在以色列新家落腳後，猶太人將雕像擺在櫃子上，接著辦了一場派對，邀請好友到家中作樂。一位賓客看到雕像，問：「這是誰？」

猶太人說：「這是誰？老兄，你的問題問錯了，你應該問的是：這是什麼？這是十公斤重的黃金，我大搖大擺地從俄羅斯帶來以色列，一毛錢的稅都不用繳。」

所以說什麼事情如果被政治蒙蔽了，就失真了！

03

最難受的是——傷心

疫情期間，發生了新冠肺炎患者傷害護理人員的新聞，猜想讀者本能的反應應是不可置信，難以接受……

在關心受傷的護理人員之餘，也呼籲社會大眾冷靜，先不要撻伐這位病人，更不要在網路上對其家人進行獵巫行動，造成更多人的傷害。

「新冠精神疾病」在世界多地都有被提起，也部分被證實為新冠相關症狀之一（尤其是老人家）。在新冠病毒感染急性期，十二個系統回顧研究中，有九個系統回顧研究顯現病人有「混亂」或「意識障礙」等精神疾病表現。

對照過往對SARS或MERS住院病人的研究，至少都有百分之五的病人表現出「攻擊性」、「聽幻覺」、「混亂」、「躁動」、「憂鬱」、「注意力障礙」等症狀。

新冠病毒相關的精神症狀，不僅表現在受到感染的病人身上，更需要關心的是，照顧大量新冠患者的醫護團隊成員，也同樣出現了需要「專業協助」的精神症狀，這包括了「焦慮」、「憂鬱」、「失眠」甚至是「創傷後壓力症候群」。

我要再三表達對第一線醫療團隊夥伴的感恩，尤其是醫療暴力中受傷的護理人員；同時也想要呼籲大眾媒體不要對當事人做過多的延伸報導，更不要大家對其家人進行謾罵批評，這無助於防疫，更無助於醫療人員的付出！

這起事件，到底是單純「犯罪行為／醫療暴力」？還是「新冠精神疾病表現」？我不清楚！需要檢調單位偵辦。

但我希望大家都平安！

#醫療暴力必須被嚴厲譴責　#精神疾病病人需要被治療

04

阿嬤出院了！

今天巡視急診觀察室前，我先將電腦畫面切換到住院病人名單，但這不是我查房前的例行動作，但絕對是我今日最優先要確認的；我在找一位上星期收治住院的阿嬤。

尋遍內科住院病人名單不著，我心裡明白，「阿嬤出院了」！

上星期三，由我負責急診觀察室的查房，急診觀察室是一個暫留病室，病人經過第一線急診醫師的診治後，或要等待住院病床；或經一天的治療後，視其治療反應評估可否出院。總之，因為急診醫師不是病人整個療程的專責主治醫師，大部分的病人或家屬，對這個角色的醫師印象未必深刻！

躺在床上的是一位年邁的阿嬤，目測起來也應該有九十歲上下了，陪伴在旁者也是一位老先生，他稀疏的白髮，深深的皺紋，少說也有七十多歲了。是母子？還是伴侶？我還沒弄清楚，只是，這種老人照顧老人的畫面，大家都不陌生罷了。

「阿嬤哩賀，哇係醫生……」我刻意提高了音量，但沒有得到阿嬤的任何反應。疫情期間，急診醫療團隊的夥伴每位裝扮都一樣，穿得像太空人，旁人實在無法辨識每個人的角色。刻意提高音量，一來想說阿嬤應該有重聽，二來戴著N95口罩，說話也非得大聲一點不可。

我先弄清楚了陪伴者和病人的關係；老先生是阿嬤的大兒子，今年七十一歲，阿嬤自己則九十二歲了。看著電子病歷上的記載：嚴重泌尿系統感染併敗血症。阿嬤到院時收縮壓八十mmHg，顯然不是一位狀態穩定的病人，若在非疫情期間，這類病人通常會安排住進加護病房，但這位阿嬤，等待的是一般病房。

這令我不解了，是疫情期間重症病人太多，以致挪不出加護病房？還是家屬完全明白她的人生旅程將盡，希望在一般病房多多陪伴？

正當我準備開口了解老先生的想法時，老先生卻主動開了口：「醫生，阮攏了概，麥擱厚依痛苦得賀。」

我點了點頭，湊近阿嬤的耳邊，說了聲「阿嬤加油！」然後順勢將老先生的手，放在阿嬤的手掌中……

今天，我在住院名單裡找不到阿嬤的名字，可我並沒有繼續追蹤阿嬤的動向，我只知道「阿嬤出院了！」

#醫師會努力醫治病人身體的疾病

#天主則會醫好每個人心靈的疾病

05

ㄅㄟㄅㄟ（伯伯）對不起

急診觀察室不像一般病房，有著單人病室、雙人病室，至多也是四人一室。急診觀察室是一個相對開放空間，也就是一個大通舖；為何不像病房一樣設計？原因眾多，若要詬病，首先就是病人隱私沒被充分滿足，再來可能就是吵雜，任何一床的處置，病人呻吟都可能會吵到整間病人。

但若說一無是處，倒也未必！

相鄰的病人或家屬互相交流，短時間的代為照顧，甚至分享治療的心歷路程，對某些病人多少也發揮了一些心理扶持，轉移焦慮的效果！

我正在診視一位待床的老太太，但吸引我目光注意力的，卻是一位與老太太隔了兩床的老先生。老先生並不瘦小，看起來也非虛弱無力，可他被約束著，只見他正在用盡全力扭動著身體，似乎想要逃離這個對他不友善的世界。

老先生床邊坐著一位中年女子，彷彿沒有注意到老先生發出的強烈身體訊號，靜靜地坐著。我暫且中斷了診視到一半的病人，走到了老先生的床邊，中年女子顯然看到我，也立即站了起來。

「ㄅㄟㄅㄟ是怎麼啦？是不是哪裡不舒服啊？ㄅㄟㄅㄟ可以說話嗎？」我倒忘記了先自我介紹！

「醫師你好！爸爸就是不想住院，一直拔點滴，一直脫口罩……現在新冠疫情這麼嚴重，我們也都知道要配合戴口罩……」女子顯然感到很無奈！

我趁中年女子和我解釋之際，快速從電子病歷上了解一下ㄅㄟㄅㄟ的問題：「腦中風再發；右側偏癱；失語……」ㄅㄟㄅㄟ已經是第三次腦中風了；前兩次是不幸，也是幸運；因為ㄅㄟㄅㄟ經過兩次中風後，尚可經旁人協助下床活動，直到這次！

我頓時了解了整個過程，一位一再腦中風的老先生，終讓疾病奪走了他尚存的「講話」、「行動」基本功能。但因為心理衝擊尚未適應，不接受醫師安排的治療計畫，嘗試自行拔除點滴，下床回家，而在醫療團隊的建議下，女兒也只能無奈地接受「約束」這唯一選項……

「這樣吧！我先移除ㄅㄟㄅㄟ的點滴，再解開ㄅㄟㄅㄟ的約束帶，看他是否可以不再反抗。」護理同仁移除了點滴，我也慢慢將ㄅㄟㄅㄟ的約束帶解開，我期盼ㄅㄟㄅㄟ可以安靜下來，因為他應該整夜沒睡了吧。

ㄅㄟㄅㄟ接下來的反應讓我十分為難，仍戴著約束手套的ㄅㄟㄅㄟ，十分有技巧地將口罩快速撥掉；再給他戴上了幾次，我發現ㄅㄟㄅㄟ撥掉口罩所需的時間一次比一次快……

我束手無策似地看著ㄅㄟㄅㄟ，同時腦中轉過幾個想法，例如「用點鎮靜藥物嗎？」但一來他並無傷害自己的舉動（比如硬扯尿管、鼻胃管）。再來鎮靜藥物雖可快速讓他安靜睡著，但醒了之後呢？持續注射到ㄅㄟㄅㄟ可以配合為止？況且，注射藥物對急性腦中風的病人存在有呼吸抑制的風險。而他，既無咳嗽，也無發燒，只是這個時間點，不配合戴口罩，引起觀察室其他人擔憂罷了……

我沉默了一會兒，把還握在手裡的約束帶……再次地綁了回去！

「ㄅㄟㄅㄟ對不起！」我沒有說出口，只是在心裡默唸著……

#真希望身上沒有管路

#更希望我的醫師不要開立約束醫囑

#病人安全

#身體約束

06

平平安安的結婚紀念日

上星期六，是素琴和我結婚二十七週年紀念日！

打從過年後，素琴就提議今年結婚紀念日到外縣市走走；一來剛好是假日，二來國內無本土疫情，外出走走沒有壓力，再來就是趁機對國內飯店餐飲業者略盡綿薄，我當然欣然同意！

素琴早早訂了間臺中不錯的飯店，安排了燭光晚餐；素琴也知道我喜歡看舞臺劇表演，剛好「表演工作坊」的年度大戲：《江／雲．之／間》在臺中國家歌劇院演出，網路購票，成功！（喜歡戲劇的朋友們都知道，表坊有一

票鐵粉，好作品常常買不到喜歡的位子）

五月中，臺灣社會開始陷於本土疫情泥沼。素琴第一時間就取消了所有活動。

她不是害怕，更不是能預測到後續的三級警戒，而是深知就算表演活動照常，我可能也無法在假日抽身到臺中過紀念日……

「Stay home」後來也變成結婚紀念日唯一的去處。

「吃什麼呢？」

「簡單就好！平安是福」素琴輕輕地說著，就如三十多年前認識的她，善解人意，知足常樂！

當晚，我去超市買了簡單的熟食和生菜。兩個人分享了一份回來自己加熱的「南洋叻沙」，生菜淋上一些些油醋，就這兩道食物。沒有燭光，沒有音樂，沒有任何人在我們身邊穿梭……

#平安是福　#把握當下　#知足常樂

07

連結

「人與人的連結」在疫情期間成為金句！

說來其實也挺傷感，連結「人與人」的會有什麼？實際上又會是什麼？是生理器官？是基因血緣？是共同利益？還是一起經歷過而自然而然發展出的情感？

美國研究機構對「醫師給病人的負向感受」的簡單統計。「很急」、「匆促」、「忙碌」雖然是負向感受，但多少也道出全球皆然的現象；醫療工作者的無奈，來自於四面八方。

日益增加的流程規範——因為病人安全／醫院評鑑／醫療品質的要求制定……非醫療因素的大量介入——保險申報申覆／司法訴訟案

件的涉入……網路世界的崛起——病人自我錯誤診斷／網路獵巫霸凌新聞頻傳等等。

「漠不關心」、「不在乎」、「自大」、「粗魯」等等，這些可能是醫病雙方都更在意的問題，到底是醫師本身的人格特質問題？還是後天環境致之？可能還需要更多的研究釐清。

年輕時的我，也被批評過「自以為了不起」、「自大」、「沒耐性」、「隨便打發別人」……

現在的我，依然被病人批評：「我還沒有問完，怎麼就走了」、「驕傲」、「怎麼這麼晚才來」等等各種客訴。

那些意見我都收到了！而我也希望這些指責，會變成「醫師與病人更好的連結」的良藥。

對我而言，人與人的連結，會是什麼？

當然是情感！

08

疫苗大接種計畫起跑

國民引頸期盼的新冠疫苗，終於開始大規模施打了！

端午假期，市府及醫院的同仁們，幾乎每一天都在電話聯繫，線上會議以及現場會勘和準備，無不希望這關鍵時刻，不要讓大家的努力，被無情地冠上防疫破口的指責。

原定八點半開打的計畫，同仁們七點就分批抵達；殊不知，老人家起得更早，聽說六點多就很多人在排隊了。

一開始的確讓大家有點擔心緊張，因為秩序維護非常不易。雖然市府同仁都有通知每人施打梯次，再三提醒時間到了再來，但，可能老人家求打心切，根本不記得什麼梯次，排得上隊伍，打得到身體內才算數！

排隊人潮越來越多，阿公阿嬤們的神情也越顯焦慮……太陽整張臉都露了出來，毫不遮掩地看著熱鬧。

這次我們是採「宇美町式接種」，就是長者不動，醫師護理師移動。這作法我們醫療人員也演練了幾次！快得了注射，快不了資料核對，身分確認，再來就是健保卡註記，網路上傳。

市府團隊和我們很快地做了一些調整，讓一些行政作業後續補登，儘量縮短老人家在外的排候時間，令人振奮的是，這做法的效果也出奇地好！六百多位阿公阿嬤，在近五十位團隊成員的努力下，十二點半準時完成疫苗接種。

當大家脫下白色的外層隔離衣，摘下綠色的髮帽，彼此不僅看到夥伴們臉上的汗水，彼此之間也用微笑給對方一個肯定，告訴對方：「我們是最棒的！」

下午三點半，大家再開了次檢討會議，重置了動線，希望明天的狀況可以更為順暢，讓大家更滿意。

五點半，稍作休息。打開電腦，瀏覽了一些全國疫苗接種的新聞，很是遺憾！不出所料，多數都是批評準備不周，沒有維持社交距離，新的防疫破口，家屬抱怨連連等等的負面報導。

似乎，沒有看到對衛生局同仁，醫院同仁，志工朋友們的肯定。

我不知道，夥伴們是否在意這些？我們的確沒有做到盡善盡美，也知道還有很多可改善之處。

不氣餒！

明天看我們的！

#感恩有你

#謝謝你們

09

醫師對不起，我們住新北

阿姨身形微胖，呼吸有些費力，在急診觀察室等待住院。

「外生殖器惡性腫瘤，放射治療／化學治療後；肋膜腔積水」電子病歷如是記載著。

我拿著病例對女病患說：「阿姨妳好！感覺好些了嗎？」我直接問了阿姨最主要的不適感是否減輕。

「躺著休息比較不會喘了，比昨天好多了」阿姨回道。

我發現阿姨在本院的就醫紀錄不多；惡性腫瘤的診斷、治療以及後續追蹤也不在本院。

我忍不住問：「阿姨請問妳對自己的過往病史

都了解嗎？在哪間醫院治療呢？」

「醫師我都很清楚！在某醫學中心治療追蹤。」阿姨回道。

「有接受手術嗎？」我接著問。

「醫師和我說切除腫瘤後的重建手術太困難，所以我只做了化療和電療。」我一邊聽著阿姨的敘述，也仔細地看著阿姨昨晚做的胸腹電腦斷層掃瞄片子。除了明顯的肋膜腔大量積水，隱隱約約感覺到一些不尋常的腫塊，藏身在不易被發現的角落；腹腔內似乎也像撒下了種子，散落在各處淋巴結上。

「阿姨，醫師在幫您化療電療之前，有沒有曾經提過可能有遠處轉移呢？」我正在擔心是否問得太過直接。

「沒有啊！醫師怎麼了嗎？」阿姨回道。

「妳是否可以給我幾分鐘的時間，我先和放射診斷科醫師討論一下妳昨晚的檢查，我再給妳一些適合妳的診療建議⋯⋯」雖是這樣說著，其實，我內心已經知道，我必須要將這位病人，轉回給某醫學中心，她幾乎就是惡性腫瘤復發，且伴有多處遠端轉移。

阿姨的陪病者，是位年輕的女孩，從眼睛看來，和病人十分神似（疫情期間人人戴口罩，露出的五官也只剩眼睛）應該是病人的女兒吧！

「小姐，我可能會建議妳們轉院，因為媽媽的病情有變化，需要儘快回到原醫學中心進一步檢查治療……」我竟忘了確認她和病人的關係。

「醫師……醫師……」年輕小姐欲言又止，似乎不太想接受我的建議，又似乎有難言之隱。

「有什麼事可以說出來，讓我們幫妳和媽媽。」我說。

「醫師……對不起……我們住新北……」口罩下的聲音微弱但十分清楚。

「？」我頓時滿頭問號，一時接不上話，卻也快速整理著思緒，然後我就明白了！

疫情期間，新北市爆發多例確診個案，年輕小姐的內心裡深深感受到「住新北」，在別人眼裡就是「病毒」的代名詞。如果住新北又沒有告訴醫師護理師，就得背負著「隱匿」的罪名，就要承擔全國疫情尚未歸零的道德責任……

「妳不需要說對不起」我想我這句話搭得差勁，也沒有展現同理心。

可直到下班，我還是想不出來……

當下，我應該怎麼說才好!?

#找回臺灣最美的風景

#我們都是一家人

#抗疫同陣線不該分你我

10

老人家疫苗打不打？

「老人家疫苗打不打？」

最近有太多人問我這個問題，從一開始很篤定的強烈建議，到現在，我反而有些遲疑了！我疑惑著該如何向諮詢我的朋友們建議。

我並非懷疑疫苗的功效，也不否認大規模施打疫苗的防疫效果。但我知道，現在用簡單的「利大於弊」四個字，已經無法解除很多家屬的顧慮了！

統計數字，對部分家屬而言，的確是可以參考的資料；但對更多家屬而言，心中在意的只是他們的家中長輩，施打後是否能平安無恙？一連串的統計數字，反而徒增選擇困擾！

清晨醒來，我想起了一個人人都可能被測試過的情境題目：「電車難題」。一個軌道上有十個人，另一軌道上有一個人，電車停不下來，而你可以選擇電車的途徑。

疫苗接種，也可以是個深奧的哲學問題。

施打後老人家猝死案件，「無法證明死亡和疫苗有關……」、「背景值無差異……」的調查結論，有些人聽了氣憤，認為這不是負責任的態度；應該從「無法排除和疫苗有關……」的立場重新省思疫苗的安全性問題。

從「無法排除」到「完全證明」，或許是一小步，也可能會是世紀之謎，醫學上若凡事要等到「完全證明」才可運作，那我們今天可能連一種疫苗都沒有。

但，那七成應該由哪些人來組成呢？

年長多病的老人先打？維持國家生產力的年輕人先打？健康的孕婦先打？還是久病的洗腎患者先打？

有人會問：既然只要七成的民眾施打後，就有機會達成「群體免疫」保護傘，何不讓每天需上下班的勞動階級、活動力強的年輕人以及沒有慢性病的健康民眾先打，既可避免老人家施打猝死，也可以讓有慢性病者享受群體免疫的保護？豈不兩全其美？

聽來頗有道理！

回到先前提到的議題：「無法排除」VS「無法證明」間的糾葛；當年長或慢性病患者在群體免疫網的保護下，仍無法排除染病甚至快速惡化至重症時，其結果就是，重症患者大量增加，甚至癱瘓整個醫療體系的運作，後果不堪設想。

現在回想一下當年被「電車難題」測試時的答案，您選擇了哪個途徑呢？

#新冠疫苗

#全民防疫

註：「電車難題」雖是個千古辯論的哲學問題（如操控者身處何處？兩軌道有沒有你認識的人？），但測試結果很一致：多數人都會選代價最小的途徑。當然有些受試者不做（不敢）選擇，但當提醒不做選擇就是選擇代價最大的途徑時，受試者還是會選擇

代價最小的途徑！

11

是深思熟慮的選擇？還是迫於無奈的放棄？

報載「家屬控訴醫院逼確診者簽放棄急救……」對任一當事人：病人、家屬、醫護團隊等，這都將會是難以抹滅的烙印！

在全球各地，每年有數以千計的醫學研討會、成果發表會，將人類的健康及生活品質推往無止境的發展。殊不知，一個十八年前似曾相識的病毒，卻打開了一道門，一個真正通往無止境的「未知之門」。

源源不斷的新冠肺炎重症患者，嚴重排擠的重症醫療資源，擠壓出醫療人員最不想面對的殘酷事實！

並非醫療團隊不想救治，多少國家，多少

團隊都曾面臨了該如何「妥善放手」、「何時放手」的考驗。

走在這條「未知」甚至是「無知」道路上，會不會有判斷錯誤？誰又知道下一位到來的會是什麼樣的新冠患者？

當手中只剩下一張加護病房病床、一臺呼吸器可利用之時，同時面對一位先來但癒後極差的老人家，和一位後到但極可能救活的中年人，醫療團隊該優先救治誰呢？又該如何面對另一家庭呢？

這本不是上帝交給我們的工作，但現在全世界的醫療團隊都在修習這個生死課題。

而我們，也並未排除在外。

上帝藉由某些醫病衝突，讓我們彼此虛心學習「溝通」！

上帝並未讓醫護團隊學習「放棄」！

祂是要醫病雙方學會「選擇」！

#醫病溝通　#病人自主

12

遲到的感謝函

昨天上班打開電腦，收到一封院長信箱轉寄的家屬投書，信件開門見山地說道「這是一封遲到的感謝函」。

投書者是一位老先生，他的母親在去年新冠疫情爆發前過世，享耆壽九十六。老太太在人生最後十餘年，都由聖保祿醫院醫療團隊照護；投書人心存善念，幾乎將每位曾照護過其母親的醫師、護理師一一點名道謝，其中對母親病情紀錄之詳實，令人不敢置信！

文末，投書人突然提起一道往事；說母親二十多年前，因二度心肌梗塞，被送往桃園敏盛醫院急診，因病情嚴重，當時負責急救的急診醫師親自跟隨救護車將其母親轉送長庚醫學中心救治，當時的急診醫師，「即是現今的聖保祿賈蔚副院長，一併致謝」。

我當時一陣錯愕，驚嘆之餘，也隨即在心中對老太太哀悼片刻。急診生涯二十餘年，會親自跟隨救護車轉診的病人不多，若非情況特殊或緊急，當值的急診醫師是不太容易離開現場，親自參與轉診救護工作。

對投書人所提往事，心中實在是想不起來當時是何等狀況，但對於家屬能夠清楚記得，曾經短暫診治其母親的醫師姓名，二十年後還心存感恩，更是令我感動不已！

近些年，因急診獨特場域的壓力，醫病關係惡化。時有所聞的醫療糾紛、醫療暴力新聞，常常讓許多急診夥伴們感嘆不知為何而戰？

「為何而戰」？

不就是年輕時選擇這個戰場，信奉急診價值，為這份價值堅持到底的信念嗎？

病人、家屬和社會的肯定，就是支持這份價值信念的最大動力！

「遲到的感謝函」？

不，有些感動，需要時間來醞釀！

#感恩有你

#醫病關係

後記：

新冠疫情蔓延，人間溫情發酵！

感謝全國民眾對急診的強力支持；

社會的愛心，我們珍惜。

我們也會盡全力守護，回饋！

13

做出最有利病人的決定！

「我們一定會尊重病人或家屬的決定，但我必須要確認你們得到了充分的了解，而且願意面對後續的病程發展……」我幾乎點出了母親可能會到另一個世界的事實。

「醫師你的意思是這次不做胃鏡母親就會死亡？」兒子問得倒也直接。

「你認為她現在做胃鏡受得了嗎？」我說。

「難道不做胃鏡就沒有其他止血方法？」兒子問。

兒子接著說：「昨天醫師說已經打了止血針了。」

我知道家屬並沒有準備好母親可能即將離開的事實，也認為家屬或可理解母親因癌末離世，但無法接受因腸胃道出血休克死亡。

「醫師請問你，醫院做胃鏡時有沒有全程錄影？」我以為家屬想知道母親腸胃道內部的問題。

於是我回道：「檢查過程不會全程錄影，但出血點和止血治療處會拍照，也會事後憑照片和家屬解釋。」

其實，醫師拍照另一原因是健保申報要件，沒有檢附相關佐證資料健保是不會支付醫院這筆費用的。

「我不是說胃鏡檢查錄影……我的意思是說做胃鏡的過程有無全程錄影？」家屬的問題令我有些不自在，甚至有些想拉開距離……

「先生，您有什麼顧慮，直說無妨……」我其實知道他的意思。

「我只是想說……母親做胃鏡過程如果有什麼意外，我們要知道醫師有沒有注意……」家屬好像有考慮接受胃鏡檢查，對於心中顧慮也說得坦白，但我突然間覺得有些反胃……

「醫師你說會不會做胃鏡的醫師沒注意到我母親年紀大……不行卻沒停……發生意外？」

「裡面真的沒有監視器錄影？」男子有再問了一次。

…………

「先生，相信醫師，好嗎？」我期待用簡潔有力的語氣，增強彼此的信任。

新冠病毒，創造了安全距離！

防疫破口，汙名了人與人的連結！

但願拉開的只有距離！

心與心，仍連在一起！

#醫病關係

#醫病溝通

14

殘劑狂想曲

近日接到一些朋友的來電或收到一些訊息。有些人開門見山，說的直接；有些人則支支吾吾，雖未提及「關鍵字」，但一切盡在不言中！

若在新冠疫苗施打之前，請你用「殘」字造個句或說個相關成語，你會想到什麼？

殘廢？殘害？殘酷？殘忍？殘兵敗將？殘花敗柳？殘缺不全？殘暴不仁？殘垣斷壁……

總之，大家印象所及，「殘」——害也！滅也！壞也！

任誰能料到，今天大家對「殘」的連結想像，增加了「特權」、「利益」、「交換」、「爭搶」等等。上至行政院長，下致地方基層官員，非得絞盡腦汁，制定出一個「公開」、「公平」、「公正」且可受全民監督的「科技管理辦法」。

至此，要先向第一個提出「殘劑」一辭的高人致敬，畢竟，能夠扭轉眾人長期認知的歷史人物不多，繼而創造「殘」更高價值的更是少有啊！我一向鼓吹正向思考，新冠疫苗「殘劑搶打」現象，猶如幫我在正向思考的道路上踩了油門。

「殘而不廢」算什麼！開「殘貨可居」之先河才稱得上「咖」！

我現在就要立志向「新冠疫苗」看齊！等到我退休後，哪怕「殘」到剩那麼一點點，也要有人「爭搶」，有人「交換」，有「權貴」關說，就是不能被「丟棄」。

退休後，我要有人「搶」我去演講、有人「搶」我去上課、有人「搶」我去說故事，我更想有人「搶」我去演舞臺劇（這好像一直是我的夢想；每想到我若演的是「方唐鏡」，臺詞是「我進來啦！我出去啦！我又進來啦！我又出去啦……」「打我啊！笨蛋……」多開心啊！）

「醒醒吧！搶什麼搶？誰敢和我搶！」太太在旁，敲醒了我，想起了對太太的承諾：退休後，時間都用來陪妳！

15

愛因溝通而溫暖

一位醫師，應該像農夫般的呵護、觀察？還是當如工程師般的冷靜、果決？近日看到幾件病人投訴醫師事件，心中頗有感觸。

其中一件投訴人的不滿十分具體：「難道現在病人發燒，醫師只看是不是新冠肺炎嗎？」顯然，病人對其因發燒至急診就診三次，才將他收治住院十分不滿，認為醫師有明顯延誤診斷之實！

不可否認，新冠疫情的確造成了醫病雙方很大的改變。病人就醫變得極度不方便，豔陽下在院外等候時間變長，陪探病被嚴格限制等等。這些都不打緊，最重要的，病人感覺自己被正確快速診斷的需求遭到忽略了。

醫師，則因防護裝備增加了阻隔，聽診變成了奢望、觸診沒有了溫度，就連最基本的問診，面罩口罩都想來搗亂。稍不留神，它們就將雙方對話的關鍵字給偷走……

N95，像極了迷幻劑，讓醫護人員血中二氧化碳的濃度快速上升，看似清醒，實則昏昏欲睡。「低血糖」夥同「泌尿道感染」在旁蠢蠢欲動，伺機而入。它們早在十八年前SARS來襲時，已練就了一身好本事，知道醫護人員上班時間對於「吃飯」、「喝水」能免則免，因為，真的太麻煩了！

感嘆醫病雙方無奈之際，想起了「習醫」過程中，常常問自己到底要扮演什麼樣的角色？

是像園丁？像農夫？

對生病的植物灌溉呵護？陪伴它走過上天所安排的「春、夏、秋、冬」。

還是像個工程師？

科學！專業！壞了，不猶豫，立刻換掉！哪怕出了事也無懼被法官律師進行無情驗證。

甚至是個拆彈專家？

冷靜！果決！容不得一絲絲的差錯，否則，後果不堪設想。

關於這問題，我期待自己能像一個農夫，或許我今天不舒服，為你澆水遲了些；或許哪天我臨時有要事，忘記了按時替你施肥……

但，我一直把你放在心上！

#醫病溝通

#愛在疫情蔓延時

16

放輕鬆，來段戲吧！

年長者施打疫苗，市府及醫院團隊幾乎全體總動員，無非是希望儘快替免疫力較弱的長輩們建立起防護網，不要受到新冠病毒的威脅！

注射完畢的人們，現場留置觀察半小時，不能摘下口罩、不能喝水吃點兒東西，當然，更不能和鄰座寒暄聊天。此時心情，不僅僅是無聊，甚至更有點擔心焦慮，生怕那少見的不良反應發生在自己身上。

有些地方政府十分用心，幫老人家安排了減壓活動：現場播放懷舊歌曲者有之、安排真人音樂演奏者有之。

桃園市政府更是巧具心思，別出心裁，在榮民伯伯較多的注射地點，安排了說唱藝術團體的表演，「數來寶」、「相聲」等等樣樣來。

這讓我回想起大學時期，也很喜歡舞臺表演，更曾不自量力的背了幾個段子，粉墨登場，自娛娛人！市府長官得知我有此愛好，開玩笑地說：「賈醫師，下一場就交給你了！」

「蝦米？」不是當真吧！

#祈禱早日解封

#回歸正常生活

17

疫情下中更見堅強

二〇一九年年底在中國掀起一波疫情，二〇二〇年開始在全世界幾乎不管亞洲、美洲、歐洲全世界疫情越燒越嚴重，在臺灣很感謝所有醫護同仁和我們的主管機關，大家費了很大的心力，去防堵這疫情在國內傳播，到目前為止，臺灣的疫情都算是在控制之中，但在各醫院的急診室和急重症單位，日日都有一幕幕的故事在上演，這故事發生在我自身工作的醫院裡，這是一個小人物的故事。

說是小人物，並非指故事的主人翁並不重要，而是這名主角她的身形十分瘦小，和她一起工作已經超過十年，但很慚愧我一直都不知道她的名字，甚至連姓氏都不知道。

這一點大家可能覺得奇怪，是否我平常沒有關心身邊工作同伴？不是的，因為急診室中會有一些人並非固定在急診室工作，她有時候有任務、有工作，才會短暫出現一下，工作完成、任務結束，就立即離開，這主角是一位在我們急診室清潔的阿姨。

什麼時候我們會找清潔阿姨？比方說一些重大的車禍事件，病人送進來在急診室經過一番搶救，爾後病人被送進開刀房或到加護病房後，急診室就會變得一片混亂，常常地上會丟棄了一大堆剛剛使用過的急救器材所留下的物品，甚至地上留有大片血跡，這時急診室的護理同仁就會聯繫阿姨，來幫我們進行清掃，所以打掃阿姨常常就是匆匆忙忙地趕來，快速地在急診室完成清潔與消毒工作後，隨即就匆匆離去。

清潔急救現場是相當繁重的工作，也正因如此，清潔阿姨也沒有太多時間和我們做交談。十幾年過去，我只知道清潔阿姨的身形非常瘦小，在做清潔工作時，清潔阿姨本身要有一些基本的防護，穿著隔離衣、戴著在開刀房常見的綠色帽子，和很長的塑膠手套，手提水桶，水桶裡面可能是清潔用的漂白水，隨身有噴灑的瓶罐，腰間放著一條抹布。

每每看到她們出現在急診室時，都是彎著腰身，用力地拖洗地上的血跡，彎著腰身去拾起地上成堆的垃圾，丟到垃圾桶、打包、再換上新垃圾袋，就匆匆離開，她們在急診室奮力清潔工作的身影，那積極用心的工作態度，都令我敬佩。

工作十幾年來，和清潔阿姨最多的交談，大概是「阿姨您辛苦了！」、「阿姨您吃過飯沒有？」、「阿姨你要多多休息！」。阿姨也總是回應我親切的微笑地說：「賈醫師你也辛苦了！」十多年來就僅止於禮貌性的互相問候、互相關心一下。

有一段時期，臺灣疫情一度是比較嚴峻的時刻，確診病例數量拉高，當時不僅臺灣，我們鄰近的日本、韓國、中國等國疫情都一直沒有減緩，這使得我們醫院急診室就如同其他醫院一樣，開始層層加緊防疫措施，上班的人員也層層加強防護措施，當時工作不僅要穿上工作服、隔離衣，必要時我們還會穿上大家在電視上看到的白色連身防護衣，也就是我們俗稱的「兔寶寶裝」，看起來就像兔寶寶一樣可愛，但其實人在裡面是相當悶熱。

口罩等級也從一般口罩升級為N95口罩，而N95口罩相信有戴過的人就會曉得，只要戴一小時，就會覺得呼吸困難，因為N95口罩的密封阻力是很大很大的，除此之外，我們頭戴髮帽，頭罩護目鏡也一併都要配戴齊全。

這些都成為急診室同仁上班的標準防護裝備，雖說是周全的保護措施，但這樣的裝備光是要穿戴整天就相當不容易，更何況急診室同仁都是穿戴這樣的裝備工作一整天。

正當急診室又需要清潔阿姨幫忙，有一名病患剛離開他的病床，被髒汙了的病床，除了需要換床單外，地上還有嘔吐物需要清潔。阿姨又如同之前一樣，彎著瘦小的身軀提著漂白水，另一手拿著噴瓶，腰間依然掛著一塊抹布，阿姨和我們醫療同仁一樣也加強了自身防護措施，所以全身也是包緊緊的。

由於疫情關係，急診室病人比平時少得很多，我經過看到阿姨在整理打掃，阿姨看到路過的我，我就跟阿姨打招呼：「阿姨辛苦了，您吃過飯了嗎？」

阿姨也熱情回我：「吃過了，賈醫師您辛苦了。」

也不知為何，我與阿姨開始多聊了幾句，我問：「阿姨你會緊張嗎？因為現在疫情，家中親人們會對你在醫院工作有一些不同的看法？例如，建議阿姨您這段期間就在家休息先不要做呢？」

阿姨這時候話匣子像是被打開，她彎起身先將手邊垃圾打包整理好後，就跟我聊到：她自己是在十七年前SARS延燒期間退休，當時SARS是臺灣近二、三十年來，第一波大的流行疫情。她看到當時在醫院工作的人們都相當辛苦，卻沒想到多年後的自己投身在醫療院所清潔工作，也成為醫院工作的一份子，甚至還工作了十二年。這次疫情來臨，阿姨當然感受到醫護同仁的辛苦與壓力，那她當然也感受到同樣的煩躁。家裡的親人的確也跟她說過目前疫情嚴峻，可以的話就不要做，因為現在面臨的是一個不可預測的高風險的新興傳染病。

阿姨講到這裡的時候，我聽到阿姨的聲音開始微微顫抖，我想她表現的應該是心中的不安。

我接著問：「阿姨那你有想過就不做，就休息嗎？」

阿姨這時看看我，其實眼神仍透露著不安，不過稍稍一會兒，阿姨做出令我非常非常意外的動作。阿姨將手舉起來，整理一下隔離衣的手，突然間，她單手握拳向下一拉，做出一個振奮的手勢，說了一句：「我絕對不會當逃兵！」

瞬間我好像被一股力量擊中，當下說不出話，可以說是被阿姨的氣勢震懾住。阿姨在醫院十二年，可從來沒人真正很重視她們的工作，總任大家呼來喚去，當然我們都是對阿姨很客氣，可阿姨總是很本分地完成工作，從不邀功或是突顯自己的工作，阿姨這句「我絕對不會做逃兵」真的讓我很感動。

網路上常有人說「病毒不可怕，可怕的是人性。」這句話在疫情期間徹底體現，例如大家搶購物資的現象，搶衛生紙、搶口罩、搶賣場的民生物資等等造成的亂象，讓人有感而發的說病毒不可怕，可怕的是人性，但阿姨這句振奮的話，同樣講出我心底奮戰的意念。我一定會跟大家持續跟疫情對抗，這段期間也讓我有了不同的體認——病毒可怕，但它也只怕人性。

希望所有在醫院工作的同仁，不僅是醫護同仁、清潔阿姨，還是保全人員，希望大家都能一起安然度過這場病毒的戰役。

18

愛在疫情蔓延時

不曉得疫情期間，大家心情是如何？

這波前所未見的疫情，可說在某程度上徹底改變全世界人類的生活方式，相信很多人生活與工作都受到很大的衝擊，例如公司都採居家辦公、有人則可能還在放無薪假等等。

這波疫情讓我想起十七年前的一名老同事，這名老同事其實我們已經許久沒連絡，但這幾天發生的事情，讓我想起過往記憶。

十七年前也就是二〇〇三年，當年SARS在臺灣造成一波疫情，而且很遺憾地，這疫情奪走了很多的生命。

二〇〇三年某天，我如往常在急診室看

診，急診室的狀態和平常相比顯得很不一樣。我當時在一間區域級的教學醫院中的急診室服務，急診室通常都是人來人往、吵雜擁擠。從我在醫學中心開始接受訓練到區域性教學醫院看診，臺灣急診室幾乎天天都是人滿為患的狀態，男女老幼都有，伴隨著許多聲音：年長的痛苦呻吟聲、孩子的哭鬧聲、家屬焦急而拉高的喊叫聲，有時候甚至還有重傷患的哀號聲等等，長期在其中的醫療人員多數都見怪不怪，專注照顧在自己當下負責的病人。

可SARS期間，多數民眾身體不舒服時，都是選擇先去藥局拿藥，自己觀察一下，病人都是非不得已才會來醫院，所以急診室變得異常冷清，只有少數病人躺在床上接受醫師的治療。那時因應疫情，在醫院工作的同仁都穿著層層防護衣、戴上髮帽，甚至連防護面罩都一應俱全，成為SARS這波疫情期間的標準防護裝備。

因為SARS疫情，甚少有人會輕易到急診室看病，這使得急診室工作比起過去減少很多，雖然如此，但急診室的大家心情上都難以鬆懈，因為沒有人知道下一秒送進來的病患會是什麼樣，可我們很確定，在這期間送進來的病人絕對不是小病、絕對不是輕症，一定是有著嚴重疾病才會在這非常時期被來醫院急診室。

醫護同仁們坐在急診室互相看著對方，有時候講個兩句話，沒一會兒就聽到救護車鳴笛的聲音，隨著鳴笛聲接近，我們繃緊神經，同時想著這被送來的是怎麼的病人？

看著消防兄弟從救護車上推下一名看起來年紀相當輕的少年，第一眼觀察到他呼吸急促、相當不舒服的樣子，被推進急診室時，消防弟兄用一種請託的口吻說：「醫師拜託，我將我們這名弟兄交給您！」

第一時間我還沒反應過來，那句「我們這名弟兄」是什麼意思，後面才有人告訴我，這名病患是新到單位才服務幾天的一名新進消防員，甫畢業即被分配到消防局，是目前正在服役中的替代役男，主要是做緊急救護工作。

我們把他送進急救室，接上監測器、給了氧氣，當時病患正處在缺氧狀態，氧氣濃度確實不高，我們問了病史，想了解病患是什麼情況？這狀態持續多久？護理同仁為病患量測體溫，發現他正在發燒，然後送他來的學長就說：「我們懷疑他感染SARS。」

我們問：「你們怎麼會做這樣的懷疑？」

消防弟兄說：「因為前幾天他與我們一同出勤時，我們曾載送過一名呼吸急促且有發燒症狀的病患到醫院，後來我們得知這名病患被確診為SARS，所以我們懷疑這名年輕的弟兄可能被病患傳染，自己也得了SARS。」

醫護人員聽完這段病史後立即警覺，大家防護本來是做得不錯，但基於安全，我們又再重新檢視自身防護裝備是否有漏洞。

再來，我們也開始了幾個動作，先是電話通報勤務指揮中心，告知我們醫院可能有一名SARS的確診個案，可以的話請先別將病患送到我們醫院，最後，將目前還在急診室診治急救的病患都盡快清空。

因為還不確定是否為確診個案，但從病史來看我們對病患確實是持高度懷疑，然後我們快速叫了移動式X光片到急診室，幫這名年輕的弟兄照X光。

結果出來，醫護同仁的壓力更大，因為這名年輕的弟兄，真如送他前來急診室的學長所說的，病患是兩側浸潤性的肺炎，加上依他的年紀這絕非典型的肺炎，一般我們講的非典型肺炎，就是現在這年輕弟兄照出的X光片所顯現出來的變化。

綜合病患的年紀、職業與接觸史到他臨床的表現，以及後來X光片的變化，我們幾乎能斷定他就是一名SARS確診的個案。

期間病患呼吸急促，一直反映自己很不舒服，幾經考量後還是幫他插管。要知道清醒著插管，病患本身會相當不舒服，所以我們給他施予一些麻醉，讓他被短暫麻醉可以先睡著。

這時我們加速清空急診室的動作越來越大，幾乎讓所有病患離開急診室，或者轉到其他醫院，最後急診室病人就只剩下這名年輕的消防弟兄。這時我們在急診室思考著下一步該如何走？

十七年前臺灣並沒有很多的負壓隔離病房，當然那時我們急診室空調不是獨立空調，這是因為沒有人想得到會出現這樣危害人體健康的病毒，這病毒傳染途徑並不限於飛沫傳染，甚至還有空氣傳染的可能性。因此這時第一步我們先關掉急診室空調，避免急診室這名病患呼出的空氣甚至飛沫，透過醫院中央空調漂移到醫院其他空間，去感染到其他病人。

清空急診室——平常可能塞得下三、四十名病患的空間，關了空調，接著我們醫護人員開始尋找可以收治SARS病患的醫院，這要透過勤務指揮中心詢問有無還有負壓隔離病房的醫院，但很可惜，詢問當下並無可以收治該病患的單位，於是我們將急診室作為沒有空調的臨時加護病房，醫護人員就在裡面單獨照顧他。

相信大家都看過急診室的門，基於照顧病患隱私，所以急救室都是做不透明的設計，那是一個完全封閉的空間；但加護病房為了方便照顧病人，玻璃上都會開一個小門，方便照顧醫護人員去在經過時可以隨時觀測病患狀況。可急診室沒有這樣的設計，那要怎麼辦？於是，我們就要有一組人隨時在病患身邊為他做不間斷的監測，或是臨時需要的醫療處置，例如抽痰、血壓監測、藥物給予等等，這時急診室有幾名護理師心中其實相當恐慌，但職責所在，還是要輪流進去，跟病患一起在沒有空調且封閉的空間中單獨相處。

接著我們排定每兩小時一班進去照護病患，為何定兩小時？因為身上裝備升級到最高防護措施時，要在沒有空調的空間中去照顧病患是非常辛苦。身上裝備會讓穿戴者在三十分鐘內全身都濕透；一小時後你所戴的N95口罩就會讓你呼吸困難。

兩小時到了，第一名護理師出來，換第二名護理師進去，可以看到第一名護理師彷彿是卸下心中千斤重擔般，但接著進去的第二名護理師的神情則相當緊張嚴肅，像是要走赴戰場般。又兩個小時過去，輪到第三名護理師時，見她神情滿是緊張猶豫，一副欲言又止的樣子，可以很明顯感受到她似乎是有難言之隱，使得她不方便進去照護病人，猶豫一陣子，這名護理師才小聲地說她已經懷孕。

傳統習俗中，懷孕早期是不能透露消息，認為這可能不利於後面媽媽與寶寶的命運，所以護理師才在這時說出懷孕消息。

然而輪班的護理師本來人數就很精簡只有三名，這名護理師懷孕，其他兩名護理師也才剛結束辛苦的照顧工作，一時間大家也不知道該怎麼做調配。這時第三名的護理師也在身體狀況與職責中掙扎，正當她要穿上裝備要進去照顧病人時，第一進去的護理師戴起口罩，一手搭在第三名護理師肩上說：「我去。」

可以看到的是第一個進去的護理師神色肅穆緊張，因為那時沒有人知道這新型病毒危害人體的程度多大，未知的恐懼是很嚇人的，被幫忙的第三名護理師自然是無比的感激，或許還存有虧欠吧。

站出來幫忙的護理師其實也不知道自己是基於對同事的愛，還是另有其他複雜交錯的情緒，只見這名護理師再次進到急救室中，開始再一輪的兩小時照顧工作。

時間從未這樣漫長過，一段時間過去後，終於我們也得到一些資源，可以將病患轉到能夠好好照顧他的醫院。

幾個小時過去，一天的輪班下來終於結束，照護的醫療人員幾乎都是全身溼透，心情五味雜陳。

這時我們發現這名替代役男的母親也因發燒來掛急診，因為她的母親被通知果有症狀要馬上去看醫師。他的母親後來是被收治在醫院的（一般）隔離病房；過了一天我們負責掛號的同仁也有發燒症狀。

當時所有醫療同仁猶如驚弓之鳥，一點風吹草動都讓人很感驚嚇，所幸，不論是替代役男母親還是負責掛號的同人，經過檢查證實並沒有感染SARS，但這名新加入救護班工作的年輕弟兄，最終還是因確診SARS不幸身亡。

在很多的歷史事件中，我們從經驗學到防疫工作很困難，尤其是十七年前的SARS為我們臺灣醫界上了非常重要且珍貴的一課，當我們用過去寶貴經驗來照顧今天的疫情，希望臺灣的疫情可以平安度過。

國家圖書館出版品預行編目（CIP）資料

急診的生命練習曲：暖醫賈蔚從說話到聽話的白色故事 / 賈蔚著 . -- 初版 . -- 臺北市：臺灣東販股份有限公司 , 2022.10
242 面 ;14.7 公分 X 21 公分
ISBN 978-626-329-502-5（平裝）

1.CST: 急診醫學 2.CST: 醫病關係 3.CST: 醫病溝通

415.22　　111015692

急診的生命練習曲

暖醫賈蔚從說話到聽話的白色故事

2022 年 11 月 1 日初版第一刷發行
2023 年 3 月 1 日初版第二刷發行

作　　者　賈蔚
編　　輯　王靖婷
封面設計　水青子
內頁設計　黃瀞瑢
發 行 人　若森稔雄
發 行 所　台灣東販股份有限公司
＜地址＞台北市南京東路 4 段 130 號 2F-1
＜電話＞ (02)2577-8878
＜傳真＞ (02)2577-8896
＜網址＞ http://www.tohan.com.tw
郵撥帳號　1405049-4
法律顧問　蕭雄淋律師
總 經 銷　聯合發行股份有限公司
＜電話＞ (02)2917-8022

TOHAN